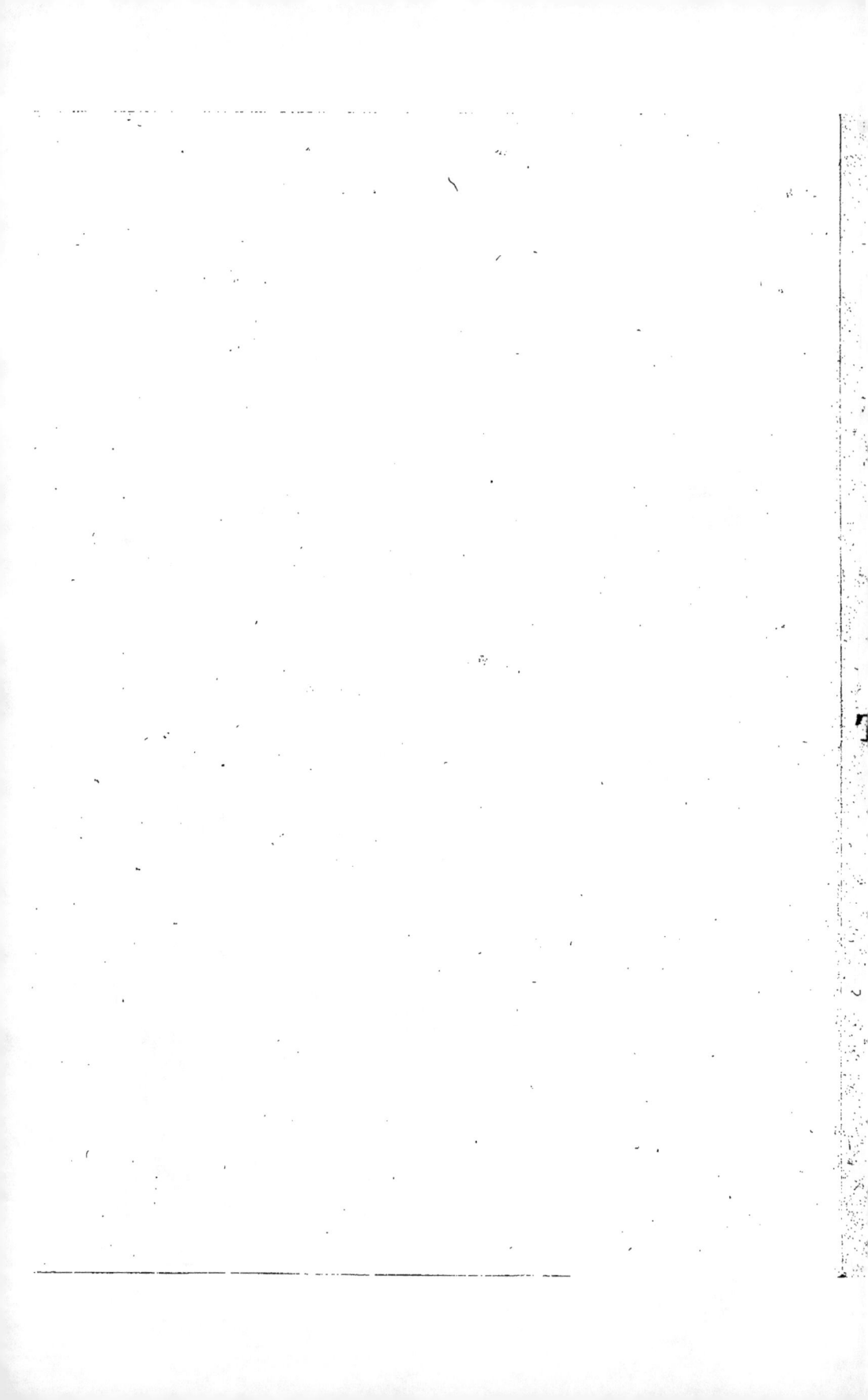

TABLEAU

SYNOPTIQUE

DES

MUSCLES DE L'HOMME,

Suivant la Classification et la Nomenclature
méthodique du Professeur CHAUSSIER.

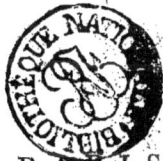

A PARIS,

Chez THÉOPHILE BARROIS le jeune, Libraire,
rue Haute-Feuille, n°. 22.
A N V. == 1797.

On trouve chez le même Libraire l'*Exposition des Muscles*, Dijon, 1789, *in-8°*; et on y trouvera incessamment un Précis de Squélétologie, et un Tableau synoptique des Nerfs et des Artères suivant la classification et la nomenclature méthodique du Professeur CHAUSSIER.

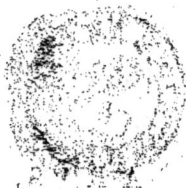

peu qui soient longs et arrondis. Ils diffèrent aussi beaucoup par leurs usages ; les uns forment les parois des cavités *splanchniques* ; d'autres servent à soutenir, à fixer l'ensemble des pièces osseuses qui entrent dans la composition du tronc, à imprimer divers mouvemens à leurs articulations : plusieurs sont relatifs à l'action des différens organes logés dans quelques-unes des cavités de la tête ; d'autres forment par le concours, le mélange de leurs fibres, des organes entièrement musculeux, d'une texture très-compliquée ; enfin quelques-uns sont destinés pour les mouvemens des membres thorachiques et abdominaux.

SECT. Ire. Muscles de la tête. Ces muscles très-nombreux ; la plupart petits, minces, grêles, peu tendineux à leurs extrémités, sont divisés en huit articles.

Art. Ier. Muscles de la face. On comprend sous cette dénomination cet ensemble de muscles qui constituent la physionomie mobile ; le premier de ces muscles, mince, large, aponévrotique dans sa plus grande partie, couvre toute la partie convexe du crâne, et se termine à la peau du *front* ; les autres petits, grêles, environnés d'un tissu cellulaire fin, abondant, souvent peu distincts, souvent unis par quelques faisceaux de fibres, sont sujets à beaucoup de variétés ; ils s'insèrent aux *sourcils*, aux *paupières*, au *nez*, aux *lèvres* : on en

compte ordinairement vingt-sept ; savoir, douze
de chaque côté, et trois impairs.

1°. L'occipito-frontal. (muscle impair.)	L'épicranien d'Albinus.
2°. Le fronto-nasal. (1)	Le pyramidal du nez.
3°. Le fronto-surcilier.	Le sourcilier, le corrugateur des sourcils.
4°. Le naso-palpébral, ou seulement le palpébral.	L'orbiculaire des paupières et les ciliaires.
5°. L'orbito-palpébral.	Le releveur de la paupière supérieure.
6°. Le grand zigomato-labial.	Le grand zygomatique.
7°. Le petit zigomato-labial.	Le petit zygomatique.
8°. Le grand sus-maxillo-labial.	Le releveur de l'aile du nez et de la lèvre supérieure.
9°. Le moyen sus-maxillo-labial.	L'incisif, ou releveur propre de la lèvre supérieure.
10°. Le petit sus-maxillo-labial.	Le canin, ou releveur de l'angle des lèvres.
11°. Le sus-maxillo-nasal.	Le transversal du nez.
12°. Le mento-labial. (muscle impair.)	Le quarré, la houppe du menton.

(1) Il peut être regardé comme un appendice du premier.

13°. Le maxillo-labial. *Le triangulaire, l'a-*
baisseur de l'angle
des lèvres.

14°. Le bucco-labial. *Le buccinateur.*

15°. Le labial. (muscle im-   *L'orbiculaire des lè-*
pair.)   *vres, en y compre-*
nant les petits inci-
sifs de la lèvre supé-
rieure et inférieure.

ART. II. MUSCLES DES YEUX. Ces muscles
sont au nombre de six pour chaque œil; cinq
sont attachés au fond de l'orbite, un sur son
bord, et tous se terminent au bulbe de l'œil,
dans l'épaisseur de la sclérotique. Comme il ne
peut y avoir d'équivoque pour ces muscles, on
les désigne seulement d'après leur position, ou
leur action.

1°. *Le droit supérieur, ou le releveur.*
2°. *Le droit inférieur, ou l'abaisseur.*
3°. *Le droit interne, ou l'adducteur.*
4°. *Le droit externe, ou l'abducteur.*
5°. *L'oblique supérieur, ou le grand.*
6°. *L'oblique inférieur, ou le petit.*

ART. III. MUSCLES DE L'OREILLE. On doit
en distinguer de trois sortes par rapport à leur
position et leurs usages.

A. *Les muscles extrinsèques de l'oricule* situés
sur les parties latérales de la tête, disposés par

faisceaux, souvent peu distincts, peu apparens dans l'homme, s'étendent et se terminent au pavillon cartilagineux qui forme l'oricule ; il y en a trois de chaque côté.

1°. Le mastoïdo-ori- *Le postérieur, ou ré-*
   culaire.   *tracteur de l'auricule.*
2°. Le temporo-oricu- *Le supérieur, ou leva-*
   laire.   *teur de l'oreille.* (1)
3°. Le zigomato-oricu- *Le muscle antérieur de*
   laire.   *l'oreille.*

B. *Les muscles intrinsèques de l'oricule* sont de très-petits faisceaux que l'on observe difficilement dans l'homme, et qui sont bornés à la surface et aux éminences de l'oricule ; on en compte cinq à chaque oricule. Les quatre premiers sont situés dans la concavité du pavillon cartilagineux ; le cinquième se trouve à la surface convexe ; ils sont nommés d'après leur situation :

1°. Le grand muscle hélicien : *Musculus major helicis.* ALBIN.

2°. Le petit muscle hélicien : *Musculus minor helicis.*

3°. Le tragien ; le muscle du tragus : *Musculus tragicus.*

4°. L'anti-tragien ; le muscle de l'anti-tragus : *Musculus anti-tragicus.*

5°. Le muscle transverse de l'oricule : *Musculus transversus.*

---

(1) Peut être considéré comme un appendice du Muscle occipito-frontal.

C. *Les muscles des osselets de l'oreille* sont les plus petits de tout le corps et les plus difficiles à découvrir ; les anatomistes en comptent ordinairement quatre dans chaque oreille.

1°. Le muscle de l'étrier : *Musculus stapedius.* (Albin.)

2°. Le muscle interne du marteau : *Musculus tensor tympani.* (Albin.)

3°. Le muscle externe supérieur du marteau : *Musculus laxator tympani.* (Albin.)

4°. Le muscle antérieur du marteau : *Musculus externus mallei.* (Albin.)

L'existence de ces deux derniers muscles paroît douteuse à plusieurs Anatomistes.

ART. IV. *Muscles qui entourent l'articulation de l'os maxillaire* (la mâchoire inférieure) ; ils sont au nombre de quatre de chaque côté.

1°. Le temporo-maxil- *Le crotaphite ou temporal.*
laire.

2°. Le zigomato-maxillaire. *Le muscle masseter.*

3°. Le grand ptérigo-maxillaire. *Le grand ptérigoïdien ou interne.*

4°. Le petit ptérigo-maxillaire. *Le petit ptérigoïdien ou externe.*

B

Art. V. Muscles de la langue. (glossa des Grecs), Ces muscles sont au nombre de huit, quatre de chaque côté ; et distincts par leurs attaches premières, ils se terminent à la langue, en épanouissant et en entremêlant leurs fibres d'une manière très-difficile à développer : ils sont désignés sous les noms suivans :

1°. *Le stylo-glosse.*
2°. *Le genio-glosse.*
3°. *L'hio-glosse.*
4°. *Le lingual.*

Art. VI. Muscles de la luette. (staphylé des Grecs.) Ces muscles, minces, grêles, sont disposés par bandelettes sous la membrane qui tapisse le fond de la bouche et de la cavité gutturale : ils présentent quelques variétés, mais en se bornant à la disposition la plus ordinaire, on en distingue constamment huit ; savoir, quatre de chaque côté.

1°. Le glosso-staphy-lin. *Le muscle antérieur de la luette.*

2°. Le petro-staphylin. *Le péristaphylin interne ou supérieur.*

3°. Le ptérigo-staphy-lin. *Le muscle contourné de la luette.*

4°. Le palato-staphy-lin. *L'azigos de* Morg. *Epistaphylin de* Winsl.

Art. VII. Muscles du pharinx. Au lieu de cette multitude de muscles propres au pharinx, décrits si différemment par les anatomistes, et d'après l'observation bien constante que les faisceaux musculeux qui entrent dans sa composition, ne diffèrent que par un point de leurs attaches; qu'ils sont entièrement unis, que la nature ne les a point séparés, qu'ils concourent tous et simultanément à la même action; nous considérons cet ensemble de faisceaux musculeux comme une tunique ou enveloppe propre au pharinx; nous considérons le pharinx comme un organe musculo-membraneux, et nous n'y reconnoissons que deux muscles; un de chaque côté, qui d'après ses attaches est nommé :

Le stylo-pharyngien.

Art. VIII. Muscles propres du larinx. Ces muscles très-petits s'étendent seulement d'un des cartilages du larinx à l'autre; on en trouve constamment neuf; savoir, quatre pairs et un impair.

1°. Le crico-thyroï-dien.	*Le dilatateur antérieur de Lieutaud.*
2°. Le crico-arytenoï-dien postérieur.	*Le dilatateur postérieur de Lieutaud.*
3°. Le crico-arytenoï-dien latéral.	*Le grand constricteur de Lieutaud.*
4°. Le thyro-aryte-noïdien.	

B 2

5°. L'arytenoïdien.   *Les aritenoïdiens obli-*
(Muscle impair). (1).   *ques et transverses.*

SÉC. II. MUSCLES SITUÉS A LA FACE TRACHÉ-
LIENNE (2). (partie antérieure du col.) Ces muscles très-différens par leur volume, leur forme,
leur terminaison, sont au nombre de vingt-sept:
savoir, treize de chaque côté et un impair.

1°. Le thoraco-facial. *Le muscle peaucier, le*
                        très-large du col.
2°. Le sterno-mastoï-   *Le sterno-cleido-mas-*
dien.   *toïdien ou antérieur.*
3°. Le scapulo-hyoï-   *L'omo, ou coraco-hyoï-*
dien.   *dien, ou costo-hyoï-*
                        dien.
4°. Le sterno-hyoïdien.
5°. Le sterno-thyroï-   } *Même dénomination con-*
dien.   *servée pour ces trois*
                          muscles.
6°. L'hyo-thyroïdien.
7°. Le mastoïdo-ge-   *Le digastrique de la*
nien.   *mâchoire inférieure.*

---

(1) Ce petit muscle composé de deux plans de fibres, fournit
des faisceaux qui s'étendent à l'épiglotte; on compte encore
pour l'épiglotte un petit muscle très-apparent dans les grands
quadrupèdes, ce que l'on nomme glosso-épiglotique. *Retractor
linguæ.* SANTORINI.

(2) Du grec *trachelos*, le col, et principalement la partie
antérieure.

8°. Le mylo-hyoïdien.   *Même dénomination.*
(muscle impair.)

9°. Le genio-hyoïdien.
10°. Le genio-glosse.
11°. L'hyo-glosse.   *Ces muscles ont déjà été*
12°. Le stylo-glosse.   *désignés dans les ar-*
13°. Le stylo-pharin-   *ticles précédens.*
gien.
14°. Le stylo-hyoïdien.

SECT. III. MUSCLES QUI RECOUVRENT LA FACE STERNO-COSTALE DU THORAX. Ils ont leur insertion à l'*humérus*, à la *clavicule*, au *scapulum*, ou à son apophyse *coracoïde* : Ils sont au nombre de quatre de chaque côté.

1°. Le sterno-huméral. *Le grand pectoral.*
2°. Le costo-clavicu-   *Le sous-clavier.*
laire.
3°. Le costo-coracoï-   *Le muscle petit pecto-*
dien.   *ral, petit dentelé.*
4°. Le costo-scapulaire. *Le grand dentelé et le costo-homo-platien de* WAESBERG.

SECT. IV. MUSCLES QUI FORMENT LES PAROIS DE L'ABDOMEN ; cinq de chaque côté, trois larges et minces ont leur insertion à la ligne *médiane* de l'*abdomen*, le quatrième au *pubis*, et le cinquième à la ligne médiane au-dessous de l'*ombilic*.

1°. Le costo-abdomi- *Le grand oblique ou*
 nal.   *supérieur externe.*

2°. L'ilio-abdominal. *Le petit oblique ou externe du bas-ventre.*

3°. Le lombo-abdomi- *Le muscle transverse*
 nal.   *du bas-ventre.*

4°. Le sterno-pubien. *Le muscle droit du bas-ventre.*

5°. Le pubio-sous-om- *Le muscle pyramidal.*
 bilical.

SECT. V. Muscles de la face spinale du tronc. Ils sont au nombre de trente-quatre : savoir, dix-sept de chaque côté ; ils sont disposés par couches, et distingués en trois articles par rapport à leur insertion et à l'ordre de leur position.

A r t. I. Muscles situés à la face spinale du tronc, qui ont leur insertion au *scapulum*, à l'*humérus* ou aux *côtes ;* six de chaque côté.

1°. Le dorso sus-acro- *Le muscle trapeze.*
 mien.

2°. Le trachélo-scapu- *L'angulaire, le releveur*
 laire.   *de l'omoplate.*

3°. Le dorso-scapu- *Le grand et le petit*
 laire.   *rhomboïde.*

4°. Le dorso-costal. *Le dentelé postérieur et supérieur.*

5°. Le lombo-huméral. *Le grand dorsal.*

6°. Le lombo-costal.   *Le dentelé postérieur et inférieur.*

ART. II. Muscles situés à la *face cervicale* du col, et qui ont leur insertion à l'*occipital*, à l'apophyse *mastoïde*, ou dans ses environs, à l'*atloïde* (première vertèbre du col), ou aux apophyses *trachéliennes* : huit de chaque côté.

1°. Le cervico-mastoï- *Le splenius de la téte.*
dien.

2°. Le dorso-traché- *Le splenius du col.*
lien.

3°. Le trachélo-occi- *Le grand complexus.*
pital.

4°. Le trachélo-mastoï- *Le petit complexus.*
dien.

Nota. Ces deux portions sont souvent peu distinctes et paroissent ne former qu'un seul muscle.

5°. L'atloïdo-sous-mas- *L'oblique supérieur de*
toïdien.   *la téte.*

6°. L'atloïdo-occipital. *Le petit droit posté-*
rieur de la téte.

7°. L'axoïdo-occipital. *Le grand droit posté-*
rieur de la téte.

8°. L'axoïdo-atloïdien. *L'oblique inférieur de*
la téte.

Nota. Ces quatre muscles fort petits, ont été compris collectivement sous le titre de *Quadri-jumeaux de la téte.*

Art. III. Muscles attachés à la face spinale du *rachis* et dans l'intervalle des apophyses des vertèbres ; un principal de chaque côté d'une grande étendue, d'une texture très-compliquée, et dix-huit autres de chaque côté, très-petits, et qui seront désignés collectivement d'après leur situation.

1°. Le sacro-spinal.

Muscle trifide composé de trois portions distinguées par leurs terminaisons ; savoir :

1°. Une portion dorso-trachélienne.
2°. Une portion costo-trachélienne.
3°. Une portion lombo-cervicale.

Cette multitude de muscles désignés collectivement sous le nom de muscles extenseurs du dos, du col, ou muscles postérieurs du dos; savoir, *le sacro-lombaire, le long dorsal, le cervical descendant, l'épineux du dos, l'épineux du col, le demi-épineux du dos, le sacré, le multifide, &c.*

2°. Les inter-cervicaux (6). *Les petits épineux du col.*

3°. Les inter-trachéliens (12). *Les petits transversaires du col.*

SECT. VI. Muscles qui concourent a former les parois du thorax. Le nombre de ces muscles varie considérablement suivant la manière dont on les considère; mais en

comptant collectivement tous les plans musculeux, dont la disposition et l'action sont iden-
tiques, on peut les réduire à trois pairs et un
impair, dans l'ordre suivant.

1°. *Le diaphragme*, muscle impair qui sé-
pare le thorax de l'abdomen.

2°. *Les intercostaux externes* (11), en y
comprenant encore les onze sur-costaux que
l'on peut regarder comme la portion ou le principe vertébral de ces muscles.

3°. *Les* (11) *intercostaux internes*, en y comprenant aussi les sous-costaux, dont le nombre
est indéterminé, et qui, à bon titre, peuvent
être considérés comme des appendices de ces
muscles.

4°. *Les sterno-costaux*, ou le triangulaire
du sternum.

SECT. VII. MUSCLES SITUÉS A LA FACE
PRESPINALE DU RACHIS. (partie antérieure de
l'épine.) Ils sont au nombre de quatorze ; savoir,
sept de chaque côté.

1°. Le grand trachélo-   *Le grand droit anté-*
   sous-occipital.   *rieur de la téte.*
2°. Le petit trachélo-   *Le petit droit antérieur*
   sous-occipital (1).   *de la téte.*

_____

(1) Ce petit muscle pourroit être regardé comme partie du
premier.

C

3°. L'atloïdo-sous-oc- *Le petit droit latéral* cipital. *de la tête.*

4°. Le prédorso-atloï- *Le muscle long du col.* dien.

5°. Le costo-trachélien. *Les scalènes antérieur et postérieur.*

6°. L'ilio-costal. *Le quarré ou triangulaire des lombes.*

7°. Le prélombo-pu- *Le petit psoas.* bien.

SECT. VIII. Muscles situés a la région sous-pelvienne. Ces muscles disposés dans le pourtour du détroit périnéal du bassin et attachés sur le contour des branches du pubis, de l'ischium, ou au coccix, sont relatifs à l'anus, et aux parties génitales; ainsi ils présentent quelques différences suivant le sexe.

Art. I. Dans l'homme, quelques-uns de ces muscles sont relatifs au *pénis* et à l'*urèthre ;* ils sont disposés dans l'ordre suivant.

1°. Le sous-pubio-coc- *Le releveur de l'anus.* cigien.

Composé de faisceaux qui se portent à la prostate, à l'anus, au coccix.

2°. L'ischio-coccigien. *Le coccigien antérieur.* *Winslow.*

3°. L'ischio-périnéal. *Le muscle transverse.*

4°. Le coccigio-anal.   *Le sphincter de l'anus.*

Composé de faisceaux dont les fibres se distribuent en partie au rectum, à la peau et au périnée.

5°. L'ischio-sous-pé-   *L'ischio-caverneux, l'é-*
nien.   *recteur de la verge.*

6°. Le bulbo-uréthral. *Le bulbo-caverneux, ou*
                        l'accélérateur.

ART. II. Dans la femme, ces muscles sont généralement plus volumineux et différens par leur terminaison.

1°. Le sous-pubio-coc-
cigien.
2°. L'ischio-coccigien.   *Ces quatre muscles ont 'es mêmes dénominations que dans l'homme; ils ont la même disposition, ils sont seulement plus volumineux.*
3°. L'ischio-périnéal.
4°. Le coccigio-anal.

5°. L'ischio-sous-clito-   *L'érecteur du clitoris.*
rien.

6°. Le périnéo-clito-   *L'accélérateur du cli-*
rien.   *toris, sphincter du*
                        vagin.

ORDRE II.

Muscles des Membres.

CES muscles, moins nombreux que ceux du tronc, sont généralement plus longs, plus

épais, plus forts, plus distincts, moins sujets
à des variétés ; et presque tous se terminent
par des tendons plus ou moins alongés.

LES MEMBRES ABDOMINAUX,

Que l'on appelle vulgairement extrémités
inférieures ou postérieures dans les quadrupèdes, appuyés sur l'os coxal, (*os coxæ*, *l'os
innominé*) qui sert de centre à tous leurs
mouvemens, sont partagés en trois parties principales, par autant d'articulations distinctes.
Destinés à soutenir le corps dans la marche,
dans la station, ces membres ont 92 muscles,
très-forts, très-épais, dont la force est encore
augmentée par une enveloppe aponévrotique,
qui soutient leur contraction, les affermit dans
leur action : on divise ces muscles en quatre sections.

SECT. I. MUSCLES ATTACHÉS AU POURTOUR
DU BASSIN, A LA FACE PRÉLOMBAIRE (partie
antérieure des lombes), et qui se terminent au
fémur, ou aux apophyses voisines de son extrémité coxale, supérieure : quinze de chaque côté.

1°. L'ilio - aponévrosi- *Le muscle du fascia-*
  fémoral. *lata.*
2°. Le sacro-fémoral. *Le grand fessier.*
3°. Le grand ilio-tro- *Le moyen fessier.*
  chantérien.

4°. Le petit ilio-tro- *Le petit fessier.*
chantérien.

5°. Le sacro - trochan- *Le pyriforme ou pyra-*
térien. *midal de la cuisse.*

6°. Le sous-pubio-tro- *L'obturateur interne.*
chantérien interne.

7°. L'ischio - trochan- *Les jumeaux de la*
térien. *cuisse, ou le cannelé.*

Nota. Ce petit muscle peut avec raison être regardé comme partie du précédent.

8°. L'ischio - sous-tro- *Le quarré de la cuisse.*
chantérien.

9°. Le sous-pubio-tro- *L'obturateur externe.*
chantérien externe.

10°. L'iliaco-trochanti- *Le muscle iliaque in-*
nien. *terne.*

11°. Le prélombo-tro- *Le muscle grand psoas.*
chantinien.

12°. Le sus-pubio-fé- *Le muscle, pectiné ou le*
moral. *livide.*

13°. Le pubio-fémoral. *Le premier muscle du*
triceps , ou le tri-
ceps supérieur.

14°. Le sous-pubio-fé- *Le 2e. muscle du tri-*
moral. *ceps, ou le moyen.*

15°. L'ischio-fémoral. *Le 3e. muscle du tri-*
ceps , ou l'inférieur.

SECT. II. Muscles situés sur la cuisse,
ATTACHÉS AU BASSIN OU AU FÉMUR, et qui se
terminent à quelque partie de la jambe ; savoir,
à la *rotule*, au *tibia*, ou au *péroné*.

ART. I. Muscles situés sur la face ro-
TULIENNE DE LA CUISSE : quatre à chaque
membre ; savoir,

1°. L'ilio-prétibial.	*Le muscle couturier.*
2°. L'ilio-rotulien.	*Le muscle droit ou grêle antérieur de la cuisse.*
3°. Le trifémoro-rotu-lien.	*Le triceps crural, le vaste interne, externe, le crural et le sous-crural.*
4°. Le sous-pubio-pré-tibial.	*Le muscle grêle ou droit interne.*

A r t. II. Muscles situés a la face po-
PLITÉE DE LA CUISSE ; trois de chaque côté.

1°. L'ischio-prétibial.	*Le muscle demi-ner-veux.*
2°. L'ischio-popliti-ti-bial.	*Le muscle demi-mem-braneux.*
3°. L'ischio-fémoro-pé-ronier.	*Le muscle biceps de la cuisse.*

SECT. III. MUSCLES DE LA JAMBE.

ART. I. MUSCLES SITUÉS A LA FACE PRÉ-TIBIALE ou antérieure de la jambe; six pour chaque jambe.

1°. Le tibio-sus-tarsien.	*Le jambier antérieur.*
2°. Le péronéo-sus-phalangettien du pouce.	*L'extenseur propre du gros orteil.*
3°. Le péronéo-sus-phalangettien commun.	*Le long extenseur commun des orteils.*
4°. Le petit péronéo-sus-métatarsien.	*Le court péronier.*
5°. Le péronéo-soustarsien.	*Le long péronier.*
6°. Le grand péronéo-sus-métatarsien.	*Le moyen péronier.*

ART. II. A LA FACE POPLITÉE (postérieure) de la jambe; sept muscles.

1°. Le bifémoro-calcanien.	*Les muscles gémeaux de la jambe.*
2°. Le tibio-calcanien.	*Le muscle solaire ou soléaire.*
3°. Le petit fémoro-calcanien.	*Le muscle plantaire grêle.*

Nota. Ces muscles forment la première et seconde couche.

4°. Le fémoro-popliti- *Le muscle poplité ou*
    tibial.   *jarretier.*

5°. Le tibio-sous-tar- *Le jambier postérieur.*
    sien.

6°. Le tibio-phalanget- *Le long fléchisseur*
    tien commun.   *commun des orteils.*

7°. Le péronéo-sous- *Le long fléchisseur du*
    phalangettien du   *gros orteil.*
    pouce.

SECT. IV. MUSCLES DU PIED.

ART. I. MUSCLES SITUÉS A LA FACE PLAN-
TAIRE; neuf muscles à chaque pied , que l'on
peut distinguer par leur étendue; les uns étant
attachés aux os du *tarse*, les autres aux os du
métatarse, et tous se terminant aux orteils.

1°. Le calcanéo-sous- *Le court fléchisseur*
    phalanginien com- *commun, ou le muscle*
    mun.   *sublime du pied.*

2°. Les (4) planti-sous- *Les muscles lombri-*
    phalangiens.   *caux , ou vermicu-*
        laires.

3°. Le calcanéo-sous- *L'abducteur du pouce.*
    phalangien du pouce.

4°. Le tarso-sous-pha- *Le court fléchisseur du*
    langien du pouce.   *pouce.*

5°. Le métatarso-sous- *L'adducteur du pouce.*
    phalangien du pouce.

6°. Le métatarso-sous-phalangien transver-sal du pouce.

Le muscle transversal des orteils.

7°. Le calcanéo-sous-phalangien du petit orteil.

L'abducteur du petit orteil.

8°. Le tarso-sous-pha-langien du petit orteil.

Le court fléchisseur du petit orteil.

9°. Les (3) métatarso-phalangiens latéraux.

Les trois muscles inter-osseux inférieurs.

ART. II. MUSCLES SITUÉS A LA FACE SUS-PLANTAIRE ; seulement deux genres de muscles à chaque pied.

1°. Le calcanéo - sus-phalangettien com-mun.

Le pédieux ou court extenseur commun des orteils.

2°. Les (4) métatarso-phalangiens latéraux.

Les quatre muscles in-terosseux supérieurs.

LES MEMBRES THORACIQUES,

Vulgairement *extrémités supérieures* ou *an-térieures* dans les quadrupèdes, sont de même que les membres abdominaux, partagés par des articulations en trois grandes parties ; l'épaule sert de base et de centre à tous leurs mouvemens, mais cette partie est susceptible de différentes positions qui augmentent beau-coup l'étendue des mouvemens du bras ; aussi l'épaule a des muscles propres destinés à lui

D

donner différentes positions, et à la soutenir dans ces positions.

Les muscles des membres thoraciques sont moins forts, moins nombreux que ceux des membres abdominaux ; on en compte seulement quatre-vingt; et ils sont divisés en quatre sections.

SECT. V. MUSCLES ATTACHÉS AU POURTOUR DU SCAPULUM, et qui se terminent à l'humérus ou aux apophyses voisines de son extrémité scapulaire (supérieure) ; sept de chaque côté.

1°. Le sous-acromio-huméral. *Le muscle deltoïde.*

2°. Le petit sus-scapulo-trochitérien. *Le muscle sus-épineux.*

3°. Le grand sus-scapulo-trochitérien. *Le muscle sous-épineux.*

4°. Le plus petit sus-scapulo-trochitérien. *Le muscle petit rond.*

Pourroit être regardé comme partie du précédent.

5°. Le scapulo-huméral. *Le muscle grand rond.*

6°. Le sous-scapulo-trochinien. *Le muscle sous-scapulaire.*

7°. Le coraco-huméral. *Le perforé ou coraco-brachial.*

En comparant ces muscles avec ceux indiqués à la section première de cet ordre, on

trouvera la plus grande conformité entre la
disposition, la structure des muscles de ces
deux parties ; sur-tout si on y ajoute les muscles
précédemment indiqués sous les titres de *sterno-
huméral* et de *lombo-huméral*, seulement on
trouvera que les muscles des membres abdominaux sont (dans l'homme sur-tout) plus gros,
plus forts, plus multipliés ; ce qui indique un
ordre d'actions et de fonctions différentes.

SECT. VI. MUSCLES SITUÉS SUR LE BRAS,
attachés au scapulum ou à l'humérus, et qui
se terminent à l'avant-bras ; savoir au *radius*,
au *cubitus* ou à *l'olécrane*. (Comparez cette
section avec la section deuxième.)

ART. I. MUSCLES SITUÉS A LA FACE PAL-
MAIRE DU BRAS (antérieure) ; deux muscles
seulement ; savoir,

1°. Le scapulo-radial.   *Le muscle biceps du
                              bras.*
2°. L'huméro-cubital.   *Le brachial interne.*

ART. II. A LA FACE OLÉCRANIENE (postérieure du bras), un seul muscle ; mais composé
de trois portions.

1°. Le scapulo-huméro-   *Le triceps brachial, le
olécranien.   brachial externe, le
                           long, le court.*

SECT. VII. MUSCLES SITUÉS SUR L'AVANT-BRAS.

ART. I. MUSCLES SITUÉS A LA FACE SUS-PALMAIRE (externe) de l'avant-bras. Ils sont au nombre de douze, disposés par couches, et sont attachés au bord radial de l'*humérus* près son extrémité articulaire, avec les os de l'avant-bras, ou à l'*épicondile*, et dans ses environs, ou au cubitus.

1º. L'huméro - sus - ra- *Le long supinateur.*
dial.

2º. L'huméro-sus-méta- *Le long radial externe.*
carpien.

3º. L'épicondilo - sus- *Le court radial externe.*
métacarpien.

4º. L'épicondilo - sus- *L'extenseur commun*
phalangettien com- *des doigts.*
mun.

5º. L'épicondilo - sus- *L'extenseur propre du*
phalangettien du pe- *petit doigt.*
tit doigt.

6º. L'épicondilo-cubi- *Le petit anconé.*
tal.

7º. L'épicondilo - ra- *Le court supinateur.*
dial.

8º. Le cubito-sus-mé- *Le cubital externe.*
tacarpien.

6º. Le cubito-sus-mé- *Le long abducteur du*
tacarpien du pouce. *pouce.*

10°. Le cubito-sus-pha-langien du pouce. — *Le court extenseur du pouce.*

11°. Le cubito-sus-pha-langettien du pouce. — *Le long extenseur du pouce.*

12°. Le cubito-sus-pha-langettien de l'index. — *L'extenseur propre de l'index, ou l'indicateur.*

ART. II. MUSCLES DE LA FACE PALMAIRE (interne) de l'avant-bras. Ils sont au nombre de huit disposés en deux couches ; les quatre premiers qui forment la première couche sont attachés à *l'épitrochlée* ; au-dessus de l'articulation du cubitus, un a ses attaches premières au *radius*, et les trois autres au cubitus.

1°. L'épitrochlo-radial. — *Le rond pronateur.*

2°. L'épitrochlo-méta-carpien. — *Le radical interne.*

3°. L'épitrochlo-palmaire. — *Le long palmaire.*

4°. L'épitrochlo-phalanginien-commun. — *Le fléchisseur commun, le sublime.*

5°. Le radio-phalangettien commun. — *Le long fléchisseur du pouce.*

6°. Le cubito-phalangettien du pouce. — *Le fléchisseur profond commun des doigts.*

7°. Le cubito-carpien. — *Le cubital interne.*

8°. Le cubito-radial. — *Le quarré pronateur.*

SECT. VIII. Muscles de la main.

ART. I. Muscles situés a la face palmaire.
Ils sont petits et en grand nombre. En les comparant à ceux du pied, on voit que les uns ont leurs attaches aux os du *carpe*, les autres aux os du *métacarpe*. Comme plusieurs de ces petits muscles ont la même forme, les mêmes dispositions et usages, on les désigne collectivement, et on compte seulement neuf muscles à la face palmaire de chaque main.

1°. Le palmaire cutané. *Le court palmaire.*

2°. Le carpo-sus-phalangien du pouce. *Le court abducteur du pouce.*

3°. Le carpo-métacarpien du pouce. *L'opposant du pouce.*

4°. Le carpo-phalangien du pouce. *Le court fléchisseur du pouce.*

5°. Le métacarpo-phalangien du pouce. *L'adducteur du pouce.*

6°. Le carpo-phalangien du petit doigt. *L'abducteur du petit doigt.*

7°. Le carpo-métacarpien du petit doigt. *L'opposant du petit doigt.*

8°. Les (4) palmi-phalangiens. *Les quatre lombricaux.*

9°. Les (3) métacarpo-phalangiens latéraux. *Les trois muscles interosseux internes.*

ART. II. MUSCLES SITUÉS A LA FACE SUS-
PALMAIRE DE LA MAIN ; seulement quatre petits
muscles désignés collectivement sous le nom de

Métacarpo - phalan- giens latéraux.	*Les muscles interosseux externes.*

———————

LA nomenclature méthodique de l'anatomie
(telle que nous l'avons publiée (1) , et que depuis plus de douze ans nous l'employons dans
les cours publics) n'admettant rien d'hypothé-
tique et d'arbitraire, étant entièrement établie
sur un principe invariable; savoir, la conformation constante des os et des viscères, la disposition de leurs éminences et cavités principales dans le plus grand nombre des animaux,
et la dénomination des muscles, des nerfs, des
artères, des veines qui s'y portent, s'y distribuent, s'y terminent; étant toujours l'expression
de quelques-unes des dispositions essentielles et
les plus apparentes de ces organes; il ne peut
y avoir le plus léger embarras pour ceux qui ont
déjà quelques notions des os , des viscères, pour
ceux qui savent seulement les noms que l'on a
donnés à leurs différentes parties. La dénomination seule d'un nerf, d'une artère, d'un muscle

———————

(1) *Exposition sommaire des muscles*, 1789. Discours prélimi-
naire; pag. 48 et suiv.

suffit pour leur rappeler sur-le-champ et d'une manière précise, la disposition essentielle, la direction principale, la terminaison.

Mais pour faciliter aux commençans l'étude des muscles, pour leur présenter les objets sous un point de vue propre à fixer davantage leur attention; enfin pour leur épargner quelque travail, on indiquera dans cette seconde table divisée en colonnes les attaches principales des muscles, celles qui ont servi à former leurs dénominations.

Pour se servir avec avantage de cette table, soit dans la dissection des muscles, soit dans l'examen de leurs actions, il faut se rappeler en général que tous les muscles s'implantent d'une partie à l'autre; quelquefois ces points d'attache sont très-multipliés et à des parties différentes; mais il en est toujours deux principaux; l'un est fixe, tandis que l'autre est mobile et entraîné par l'action du muscle : aussi les Anatomistes désignent le premier sous les noms de *principe, origine,* ou *point fixe*; et ils nomment le second, *insertion, terminaison,* ou *point mobile.*

Nos dénominations sont l'expression de ces deux points d'attache; chacune est composée de deux mots dont l'un indique l'origine, le premier point d'attache, celui qui est le plus ordinairement fixe, et l'autre exprime l'insertion, le second point d'attache, celui qui est le plus ordinairement mobile. Mais, comme je l'ai dit ailleurs : « Il ne faut pas perdre de vue que ce

» n'est là qu'une distinction de méthode, et que
» le point d'attache d'un muscle qui, dans une
» situation se trouve fixe, devient mobile dans
» une attitude contraire ». Au reste, cette disposition alternative ne peut en aucune manière altérer la valeur de la dénomination. En
effet, quand d'après les principes établis, on
nomme un muscle, par exemple, le *sterno-huméral*; on indique bien que le sternum sert le
plus ordinairement de point fixe à la force contractile ; cependant dans quelques cas l'humérus
devient réellement le point fixe ; mais observons-
le bien : la dénomination n'exclut pas ce rapport
alternatif; elle présente toujours à l'esprit l'idée
d'une force, d'une puissance qui, du sternum,
s'étend à l'humérus, et qui par conséquent peut
agir sur le sternum, lorsque l'humérus sera de-
venu plus fixe que le sternum ; mais c'est trop
insister sur des objections aussi minutieuses et si
peu fondées.

E

NOTICE

DES PRINCIPALES ATTACHES DES MUSCLES.

ORDRE PREMIER. MUSCLES DU TRONC.

§. I. ART. I. MUSCLES DE LA FACE (*).

DÉNOMINATION.	ORIGINE, ou premier point d'attache.	INSERTION, ou second point d'attache.
1°. L'occipito-frontal.	De la grande arcade occipitale.	A la peau du front et aux sourcils.
2°. Le fronto-nasal (1),	Prolongement de la portion frontale du muscle précédent.	Aux cartilages du nez.
3°. Le naso – surci- lier (2),	De la bosse nasale de l'os frontal.	Dans l'épaisseur du sourcil.
4°. Le naso-palpébral, ou seulement le pal- pébral (3).	Du bord nasal de l'or- bite.	Dans l'épaisseur des paupières.
5°. L'orbito-palpébral,	Du fond de l'orbite près le trou optique du sphénoïde.	Au cartilage ciliaire (4) de la paupière su- périeure.
6°. Le grand zigoma- to–labial.	De l'arcade zigomati- que.	A l'angle des lèvres.
7°. Le petit————	Même origine.	Même insertion.
8°. Le grand sus-ma- xillo–labial.	De l'os sus-maxillai- re (5), et de son apo- physe orbito - fron- tale.	A la lèvre supérieure, et par quelques fais- ceaux au nez.
9°. Le moyen————	De l'os sus-maxillaire, près le bord infé- rieur de l'orbite.	A la lèvre supérieure.
10°. Le petit————	De l'os sus-maxillaire, près la fosse de la dent angulaire.	A l'angle des lèvres.
11°. Le sus-maxillo- nasal.	De l'os sus-maxillaire sous le muscle n°. 8, et en travers.	Sur et aux cartilages du nez.
12°. Le mento – la- bial (6).	De la fosse mentonière de l'os maxillaire (7).	Aux tégumens et à la lèvre inférieure.

(*) Les notes indiquées dans cette table par des chiffres sont placées à la fin.

DÉNOMINATION.	ORIGINE, ou premier point d'attache.	INSERTION, ou second point d'attache.
13°. Le *maxillo-la-bial.*	De la base de l'os maxillaire.	A l'angle des lèvres.
14°. Le *bucco-labial.*	Du bord buccal de l'os maxillaire et sus-maxillaire.	A l'angle et dans l'épaisseur des lèvres.
15°. Le *labial.*	Composé en partie par le concours des muscles labiaux.	Il forme le corps et l'épaisseur des deux lèvres.

ART. II. *Muscles des yeux.*

1°. Le *droit supérieur.*	Du fond de l'orbite, près le trou optique du sphénoïde.	A la partie supérieure du bulbe de l'œil.
2°. Le *droit inférieur.*		A la partie inférieure.
3°. Le *droit interne.*		A la partie interne.
4°. Le *droit externe.*		A la partie externe.
5°. Le *grand oblique.*	Du fond et sur le côté nasal de l'orbite.	A la partie supérieure de l'œil, par un tendon qui passe à travers une trochlée cartilagineuse.
6°. Le *petit oblique.*	Du bord sus-maxillaire de l'orbite, près l'angle nasal.	A la partie supérieure et un peu externe du bulbe de l'œil.

ART. III. *Muscles de l'oreille.*

[A] *Muscles extrinsèques de l'oricule* (8).

1°. Le *mastoïdo-ori-culaire.*	De l'apophyse mastoïde.	Au cartilage qui forme l'oricule.
2°. Le *temporo-ori-culaire.*	Prolongement du muscle *occipito-frontal* sur la région temporale.	Au cartilage oriculaire.
3°. Le *zigomato-ori-culaire.*	De la base de l'arcade zigomatique.	Au pavillon cartilagineux de l'oricule.

DÉNOMINATION.	ORIGINE, ou premier point d'attache.	INSERTION, ou second point d'attache.

[B] Muscles intrinsèques de l'oricule.

1°. Le grand *hélicien*.	Faisceaux minces et peu apparens, situés dans la cavité du pavillon oriculaire, sur l'éminence dite *hélix*.	
2°. Le petit *hélicien*.	Faisceaux minces et très-courts, situés sur l'*hélix*.	
3°. Le *tragien*.	Faisceaux musculaires, situés sur le *tragus*.	
4°. L'*anti-tragien*.	Faisceaux plus distincts, situés sur l'*anti-tragus*.	
5°. Le *transverse de l'oricule*.	Faisceaux minces larges, peu charnus, situés sur la face convexe de l'oricule.	

[C] Muscles des osselets de l'oreille.

1°. Le *muscle de l'étrier*.	De l'éminence pyramidale de la cavité tympanique.	Au tubercule de l'étrier.
2°. Le *muscle interne du marteau*.	De la portion pétreuse de l'os temporal, près le conduit guttural de l'oreille (9).	Au manche du marteau.
3°. Le *muscle externe supérieur du marteau*. 4°. Le *muscle antérieur du marteau*.	Leur existence étant encore contestée, on ne peut en indiquer les attaches.	

ART. IV. Muscles qui entourent l'articulation maxillaire.

1°. Le *temporo-maxillaire*.	De toute l'arcade temporale.	A l'apophyse coronoïde de l'os maxillaire.
2°. Le *zigomato-maxillaire*.	De l'arcade zigomatique.	A l'angle de l'os maxillaire, face externe.

DÉNOMINATION.	ORIGINE, ou premier point d'attache.	INSERTION, ou second point d'attache.
3°. Le grand *ptérigo-maxillaire*.	De la fosse ptérigoïdienne.	A l'angle de l'os maxillaire, face interne.
4°. Le petit *ptérigo-maxillaire*.	De la face externe de l'apophyse ptérigoïde.	A l'os maxillaire, un peu au-dessous de son condyle.

ART. V. *Muscles de la langue :* Glossa *des Grecs.*

1°. Le *stylo-glosse*.	De l'apophyse stiloïde.	A la partie latérale et inférieure de la langue.
2°. Le *génio-glosse*.	De l'éminence geni (10).	A la langue dans différentes directions.
3°. L'*hyo-glosse*.	Du corps et des branches de l'os hyoïde.	A la langue.
4°. Le *lingual*.	Faisceau musculeux oblong qui n'a aucune attache aux os, et qui, situé entre les muscles n°. 2 et 3, se perd dans le tissu de la langue.	

ART. VI. *Muscles de la luette :* Staphylê *des Grecs.*

1°. Le *glosso-staphylin*.	De la base de la langue : petit faisceau oblong.	Au voile du palais et à la luette.
2°. Le *pétro staphylin*.	De la portion pétreuse de l'os temporal, près le conduit guttural de l'oreille.	Au voile du palais et à la luette.
3°. Le *ptérigo-staphylin*.	De l'apophyse ptérigoïde.	Par un tendon qui se contourne au voile du palais et à la luette.
4°. Le *palato-staphylin*.	De l'épine des os palatins.	A la luette.

ART. VII. *Muscles du pharinx.*

1°. Le *stylo-pharingien*.	De l'apophyse styloïde.	Au pharinx, sur les côtés.

DÉNOMINATION.	ORIGINE, ou premier point d'attache.	INSERTION, ou second point d'attache.

ART. VIII. *Muscles propres du larinx.*

1°. Le *crico-thyroï-dien.*	Du cartilage cricoïde : partie moyenne et antérieure.	Au cartilage thyroïde, et dans une direction oblique.
2°. Le *crico-aryténoï-dien postérieur.*	Du cartilage cricoïde : partie postérieure.	Au cartilage aryténoïde.
3°. Le *crico-aryténoï-dien latéral.*	Du cartilage cricoïde : partie latérale.	Au cartilage aryténoïde, sur le côté.
4°. Le *thyro-aryténoï-dien.*	Du cartilage thyroïde : face interne.	Au cartilage aryténoïde.
5°. L'*aryténoïdien.*	D'un des cartilages aryténoïdes.	A l'autre, par des faisceaux disposés en différentes directions, et qui se croisent.

§. II. MUSCLES SITUÉS SUR LE COL : *Face trachélienne.*

1°. Le *thoraco-facial.*	De la face mammaire du thorax par des fibres cutanées.	Au menton, à l'os maxillaire, et sur la face : partie latérale.
2°. Le *sterno-mastoï-dien.*	Du sternum et de l'extrémité sternale de la clavicule.	A l'apophyse mastoïde.
3°. Le *scapulo-hyoï-dien.*	Du scapulum (11) : bord cervical.	A l'os hyoïde : partie latérale.
4°. Le *sterno-hyoï-dien.*	Du sternum.	A l'os hyoïde : partie moyenne.
5°. Le *sterno-thyroï-dien.*	Même attache.	Au cartilage thyroïde.
6°. L'*hyo-thyroïdien.*	De l'os hyoïde : partie latérale.	Au cartilage thyroïde.
7°. Le *mastoïdo-gé-nien.*	De la rainure mastoïdienne.	A la portion génième de l'os maxillaire.
8°. Le *mylo-hyoïdien.*	De la saillie de l'os maxillaire, nommée mylo (12).	A l'os hyoïde.
9°. Le *génio-hyoïdien.*	Du geni de l'os maxillaire.	Au corps de l'os hyoïde.
10°. Le *génio-glosse.*	Même attache.	A la langue.
11°. L'*hyo-glosse.*	De l'os hyoïde.	Même terminaison.

DÉNOMINATION.	ORIGINE, ou premier point d'attache.	INSERTION, ou second point d'attache.
12°. Le *stylo-glosse.*	De l'apophyse styloïde.	Même terminaison.
13°. Le *stylo-pharingien.*	Même attache prem.re	Au pharinx.
14°. Le *stylo-hyoïdien.*	Même attache prem.re	A l'os hyoïde : partie antérieure et latér.e

§. III. MUSCLES SITUÉS SUR LE THORAX : *Face sterno-costale.*

1°. Le *sterno-huméral.*	Du sternum et de la clavicule.	A l'humérus, près son extrémité scapulaire.
2°. Le *costo claviculaire.*	De la première côte, obliquement.	A la clavicule, près son extrémité acromienne.
3°. Le *costo-coracoïdien.*	De quatre côtes, et sur les côtés du thorax.	A l'apophyse coracoïde.
4°. Le *costo-scapulaire.*	Des huit premières côtes.	A la base du scapulum.

§. IV. MUSCLES QUI FORMENT LES PAROIS ABDOMINAUX.

1°. Le *costo-abdominal.*	Des cinq côtes asternales, et de trois côtes sternales (13).	A l'ilium, au pubis ; mais essentiellement à la ligne médiane de l'abdomen (14).
2°. L'*ilio-abdominal.*	De la crête de l'ilium.	Au contour des côtes asternales ; mais essentiellement à la ligne médiane de l'abdomen.
3°. Le *lombo-abdominal.*	Des apophyses transverses des vertèbres lombaires.	Essentiellement à la ligne médiane.
4°. Le *sterno-pubien.*	Du sternum, de son appendice (15), et sur-tout des cartilages des trois grandes côtes sternales.	Au pubis, par un tendon large et court.
5°. Le *pubio-sous-ombilical.*	Du pubis.	A la ligne médiane de l'abdomen, au-dessous de l'ombilic.

DÉNOMINATION.	ORIGINE, ou premier point d'attache.	INSERTION, ou second point d'attache.

§. V. MUSCLES DE LA FACE SPINALE DU TRONC.

ART. I. *Muscles qui s'insèrent au scapulum, à l'humérus ou aux côtes.*

1°. Le *dorso-sus-acromien* (16).	De l'arcade occipitale; mais essentiellement de toutes les épines dorsales,	Au bord sus-acromien du scapulum et de la clavicule.
2°. Le *trachélo-scapulaire*.	Des apophyses trachéliennes des quatre premières vertèbres du col.	Au scapulum : angle cervical.
3°. Le *dorso-scapulaire*.	Des apophyses épineuses des quatre premières vertèbres dorsales.	Au scapulum : base.
4°. Le *dorso-costal*.	Des épines des trois premières vertèbres dorsales.	A la 2e, 3e, 4e. et 5e. des côtes sternales.
5°. Le *lombo-huméral*.	Des épines de toutes les vertèbres lombaires.	A l'humérus, près l'extrémité scapulaire de cet os.
6°. Le *lombo-costal*.	Des épines des vertèbres lombaires.	Aux quatre plus petites côtes asternales.

ART. II. *Muscles qui s'insèrent à l'occipital, à l'atloïde, à l'apophyse mastoïde.*

1°. Le *cervico-mastoïdien*.	Du ligament cervical, de l'épine cervicale de la septième vertèbre du col.	A l'apophyse mastoïde, et une partie de l'arcade occipitale.
2°. Le *dorso-trachélien*.	Des épines dorsales de la 2e. 3e. 4e. et même de la 5e. vertèbre du dos.	Aux apophyses trachéliennes des quatre premières vertèbres du col.
3°. Le *trachélo-occipital*.	De plusieurs apophyses trachéliennes.	A l'arcade occipitale.
4°. Le *trachélo-mastoïdien*.	De quelques apophyses trachéliennes.	A l'apophyse mastoïde.

DÉNOMINATION.	ORIGINE, ou premier point d'attache.	INSERTION, ou second point d'attache.
5°. L'atloïdo - sous-mastoïdien.	De l'apophyse tra-chélienne de l'a-tloïde (17), obli-quement.	A l'occipital, part°. lat°., ou mastoïdienne, près et sous l'apophyse mastoïd°.
6°. L'atloïdo-occipi-tal.	Du tubercule de l'a-tloïde.	A la petite arcade occipitale : partie moyenne.
7°. L'axoïdo-occipi-tal.	De l'apophyse cervi-cale de l'axoïde (18).	A la petite arcade oc-cipitale : partie lat°.
8°. L'axoïdo - atloï-dien.	De l'apophyse cervica-le de l'axoïde : obli-quement.	A l'apophyse traché-lienne de l'atloïde.

ART. III. *Muscles situés sur la face spinale du rachis* (19).

1°. Le *sacro-spinal*.	Attaches très - multi-pliées, mais com-mençant au sacrum.	Sur toute la face spi-nale des vertèbres, jusqu'à l'axoïde.
2°. Les *inter - cervi-oaux*.	Six petites portions musculaires de cha-que côté, situées dans l'intervalle des apophyses cervica-les des vertèb. du col.	
3°. Les *inter - traché-liens*.	Douze petites portions musculaires de cha-que côté, situées dans l'intervalle des apoph°°. trach°°.	

§. VI. MUSCLES QUI CONCOURENT A FORMER LES PAROIS DU THORAX.

1°. Le *diaphragme*.	Cloison - musculeuse, mince et large qui sépare le thorax de l'abdomen, attachée au bord inférieur du sternum au contour cartilagineux des cô-tes, à l'apophyse transverse de la der-nière vertèbre du dos et de la première des lombes, &c.	

F

DÉNOMINATION.	ORIGINE, ou premier point d'attache.	INSERTION, où second point d'attache.
2°. Les *inter-costaux externes*. 3°. Les *inter-costaux internes*.	Vingt-deux plans de fibres musculeuses qui remplissent l'intervalle des côtes, et sont attachées d'une côte à l'autre.	
4°. Les *sterno-costaux*.	De la base de l'appendice sternale, face interne.	Aux quatre plus grandes côtes sternales, par quatre faisceaux distincts.

§. VII. MUSCLES SUR LA FACE PRÉSPINALE (20) DU RACHIS.

1°. Le *grand trachelo-sous-occipital*.	De la face et des apophyses trachéliennes des vertèbres du col.	A l'avance sous-occipitale (21), près son milieu.
2°. Le *petit trachelo-sous-occipital*.	De la face trachélienne de la première vertèbre.	Même insertion.
3°. L'*atloïdo sous-occipital*.	De l'apophyse trachélienne de l'atloïde.	A l'avance sous-occipitale, mais latéralement.
4°. Le *costo-trachélien*.	De la première et seconde côte sternale, en formant deux ou trois faisceaux.	Aux apophyses trachéliennes des six vertèbres inférieures du col.
5°. Le *prédorso-atloïdien*.	Des trois premières vertèbres du dos, face pré-dorsale.	A l'apophyse trachélienne de l'atloïde, &c.
6°. Le *prélombo-sus-pubien*.	Du corps de la prem⟨ᵉ⟩ʳᵉ. vertèbre lombaire, de l'apophye transverse.	A la branche sus-pubienne, par un tendon aponévrotique.
7°. L'*ilio-costal*.	De la crête de l'ilium, des apophyses transverses des lombes.	A la plus petite côte asternale.

§. VIII. MUSCLES A LA RÉGION SOUS-PELVIENNE (22).

1°. Le *sous-pubio-coccigien*.	Du pubis, de la branche sous-pubienne, et près de l'ischium.	Par différens faisceaux à la prostate, à l'anus, mais essentiellement au coccix.
2°. L'*ischio-coccigien*.	De l'épine de l'ischium.	Au coccix.

DÉNOMINATION.	ORIGINE, ou premier point d'attache.	INSERTION, ou second point d'attache.
3°. L'*ischio-périnéal*.	De la branche de l'ischium.	A la ligne médiane du périné, en réunissant ses fibres à celles des muscles n°. 1, 4 et 6.
4°. Le *coccigio-anal*.	Du coccix, et du ligament coccigien.	Au pourtour de l'anus, en s'unissant par quelques fibres aux muscles n°. 3 et 6.
5°. L'*ischio-sous-pénien*.	De la tubérosité de l'ischium.	A la branche sous-pubienne du pénis.
6°. Le *périnéo-uréthral*.	De la ligne médiane du périné, où il est uni avec le muscle *ischio-périnéal* et le *coccigio-anal*.	Sur l'urèthre et son bulbe.

N. B. Dans la femme, ces muscles sont plus volumineux : ceux marqués n°. 5 et 6 diffèrent par leurs terminaisons. Ils sont nommés.

7°. L'*ischio-sous-clitorien*.	De la tubérosité de l'ischium.	A la portion sous-pubienne du clitoris.
8°. Le *périnéo-clitorien*.	De la ligne médiane du périné.	Au corps du clitoris.

ORDRE II. MUSCLES DES MEMBRES.

(A). ABDOMINAUX

§. I. MUSCLES ATTACHÉS AU POURTOUR DU BASSIN, ET QUI S'INSÈRENT AU CORPS DU FÉMUR OU A SES APOPHYSES, DE L'EXTRÉMITÉ COXALE (23).

1°. L'*ilio-aponévrotique de la cuisse*.	De l'épine de l'ilium : face externe.	Dans l'aponévrose fémorale.
2°. Le *sacro-fémoral*.	D'une partie de l'ilium, du coccix, mais surtout du sacrum.	Au corps du fémur : face poplitée.
3°. Le *grand ilio-trochantérien*.	De la crête de l'ilium, de son arcade.	Au sommet du trochanter (24).
4°. Le *petit ilio-trochantérien*.	De l'ilium, sous le précédent.	Au sommet du trochanter.
5°. Le *sacro-trochantérien*.	Du sacrum : face pelvienne.	A la fossette du trochanter.

F 2

DÉNOMINATION.	ORIGINE, ou premier point d'attache.	INSERTION, ou second point d'attache.
6°. Le *sous-pubio-tro-chantérien interne.*	De tout le pourtour du trou sous-pubien : face pelvienne.	A la cavité du trochanter.
7°. L'*ischio-trochan-térien.*	Des bords de la trochlée (25) de l'ischium.	A la cavité du trochanter.
8°. L'*ischio-sous-tro-chantérien.*	De la tubérosité de l'ischium.	A la ligne sous-trochantérienne.
9°. Le *sous-pubio-tro-chantérien externe.*	De tout le pourtour du trou sous-pubien (26) : face externe.	Au trochanter.
10°. L'*iliaco-trochan-tinien.*	De toute la fosse iliaque.	Au trochantin (27).
11°. Le *prélombo-tro-chantinien.*	Du corps et de la face prélombaire des vertèbres des lombes.	Au trochantin.
12°. Le *sus-pubio-fé-moral.*	De la branche sus-pubienne.	Au fémur, près l'extrémité coxale.
13°. Le *pubio-femo-ral.*	Du corps du pubis, près la symphyse.	Au fémur : partie moyenne.
14°. Le *sous-pubio-fémoral.*	De la branche sous-pubienne.	Au fémur, un peu au-dessous du trochantin.
15°. L'*ischio-fémo-ral.*	De la branche de l'ischium.	Au fémur, dans la plus grande partie de sa longueur.

§. II. MUSCLES ATTACHÉS AU BASSIN, SITUÉS SUR LA CUISSE, ET QUI SE TERMINENT A LA JAMBE.

ART. I. *Sur la face rotulienne.*

1°. L'*ilio-prétibial* (28).	De l'épine supérieure et antérieure de l'ilium.	Au tibia : face antérieure.
2°. L'*ilio-rotulien.*	De l'épine antérieure et inférieure de l'ilium.	A la rotule.
3°. Le *trifémoro-ro-tulien.*	De toute la face rotulienne du fémur, par trois portions.	A la rotule.

DÉNOMINATION.	ORIGINE, ou premier point d'attache.	INSERTION, ou second point d'attache.
4°. Le *sous-pubio-pré-* *tibial.*	De la branche sous- pubienne.	A la face prétibiale, près l'extrémité fé- morale du tibia.

ART. II. *A la face poplitée* (29).

1°. L'*ischio-prétibial.*	De la tubérosité de l'is- chium.	A la crête du tibia, près l'extrémité fé- morale.
2°. L'*ischio - poplii-* *tibial.*	Même attache.	Au tibia : face popli- tée, près l'extrémité fémorale.
3°. L'*ischio - fémoro-* *péronnier.*	*Idem*; mais encore du fémur par une autre portion.	Au péroné, près l'ex- trémité fémorale.

§. III. MUSCLES SUR LA JAMBE.

ART. I. *Face prétibiale.*

1°. Le *tibio-sus-tar-* *sien* (30).	Du tibia : face externe.	A l'os du tarse dit *grand* *cunéiforme.*
2°. Le *péronéo - sus-* *phalangettien* du pouce.	Du péroné : partie moyenne.	A la phalangette (31) du pouce : face sus- plantaire.
3°. Le *péronéo - sus-* *phalangettien* com- mun.	Du tibia, mais prin- cipalement du pé- roné.	Aux phalangettes des quatre petits orteils.
4°. Le petit *péronéo-* *sus - métatarsien* (32).	Du péroné, un peu au- dessous de sa partie moyenne.	Au cinquième os du métatarse : face sus- plantaire.
5°. Le *péronéo-sous-* *tarsien.*	Du péroné : de son ex- trémité supérieure.	A l'os du tarse, dit *grand cunéiforme :* face plantaire.
6°. Le grand *péronéo-* *sus-métatarsien.*	Du péroné, un peu au- dessus de sa partie moyenne.	Au 5°. os du métatarse : bord externe de la face sus-plantaire.

ART. II. *A la face poplitée.*

1°. Le *bifémoro cal-* *canien.*	Du fémur, par deux portions distinctes.	A la grosse tubérosité du calcanéum.
2°. Le *tibio - calca-* *nien.*	Du péroné; mais prin- cipalement du tibia, près son extrémité fémorale.	Par un tendon réuni à celui du muscle pré- cédent au calca- néum.

DÉNOMINATION.	ORIGINE, ou premier point d'attache.	INSERTION, ou second point d'attache.
3°. Le petit *fémoro-calcanien*.	Du fémur, près le condyle externe.	*Idem*, avec les précédens.
4°. Le *fémoro-poplititibial*.	Du fémur : condyle externe.	Obliquement au tibia : extrémité fémorale.
5°. Le *tibio-sous-tarsien*.	Du tibia, et aussi un peu du péroné.	A l'os du tarse, dit *scaphoïde* : face plant[e].
6°. Le *tibio-sous-phalangettien* commun.	Du tibia, au-dessous de son extrémité fémorale.	A la phalangette des quatre petits orteils : face plantaire.
7°. Le *péronéo-sous-phalangettien* du pouce.	Du péroné, près sa partie moyenne.	A la phalangette du pouce : face plantaire.

§. IV. MUSCLES SITUÉS AU PIED.

ART. I. *Face plantaire.*

1°. Le *calcanéo-sous-phalanginien* com[n].	De la tubérosité du calcanéum.	A la phalangine des quatre petits orteils.
2°. Les *planti-sous-phalangiens*.	Quatre petits muscles situés à la face plantaire du pied, attachés aux tendons du muscle *tibio-phalangettien*.	A la phalange des quatre petits orteils.
3°. Le *calcanéo-sous-phalang[n]*. du pouce.	De la tubérosité du calcanéum.	A la phalange du pouce.
4°. Le *tarso-sous-phalangien* du pouce.	Des os du tarse, et surtout du grand cunéiforme, par deux portions.	Aux os sésamoïdes, et à la base de la phalange du pouce.
5°. Le *métatarso-sous-phalangien* du pouce.	De la base des 2e. et 3e. os du métatarse : obliquement.	A la base de la phalange du pouce : partie latérale.
6°. Le *métatarso-phalangien* transversal du pouce.	Du ligament qui unit les os du métatarse par quatre petites portions.	A la base de la phalange du pouce : en travers.
7°. Le *calcanéo-sous-phalangien* du petit orteil.	De la petite tubérosité du calcanéum.	A la phalange du petit orteil.
8°. Le *métatarso-sous-phalangien* du petit orteil.	De la base du 5e. os du métatarse.	A la base de la phalange du petit orteil.

DÉNOMINATION.	ORIGINE, ou premier point d'attache.	INSERTION, ou second point d'attache.
9°. Les *métatarso-pha-langiens* latéraux.	Trois petits muscles si-tués dans l'intervalle des os du métatarse.	A la phalange des trois dern^rs orteils : bord interne.

ART. II. *Face sus-plantaire.*

1°. Le *calcanéo-sus-phalangettien* com-mun.	Du calcanéum : bord tibial.	Aux phalangettes des quatre premiers or-teils.
2°. Les *métatarso-pha-langiens* latéraux.	Quatre petits muscles situés dans l'inter-valle des os du mé-tatarse.	A la phalange des 2e. 3e. et 4e. orteils.

(B). MEMBRES THORACIQUES (33).

§. V. MUSCLES ATTACHÉS AU POURTOUR DU SCAPULUM, ET QUI SE TERMINENT AU CORPS DE L'HUMÉRUS OU A SES APOPHYSES, PRÈS L'EXTRÉMITÉ SCAPULAIRE.

1°. Le *sous-acromio-huméral.*	Du bord sous-acro-mien du scapulum et de la clavicule.	A l'humérus : partie moyenne de son corps.
2°. Le petit *sus-scapu-lo-trochitérien* (34).	De la petite fosse sus-scapulaire.	A la grosse tubérosité de l'humérus, que nous nommons le trochiter.
3°. Le grand *sus-sca-pulo-trochitérien.*	De la grande fosse sus-scapulaire.	Même terminaison.
4°. Le plus petit *sus-scapulo-trochité-rien.*	Même attache, mais près l'angle costal du scapulum.	Même terminaison.
5°. Le *scapulo-humé-ral.*	De l'angle costal du scapulum.	Au corps de l'humé-rus, au-dessous du trochiter.
6°. Le *sous-scapulo-trochinien.*	De toute la fosse sous-scapulaire.	Au trochin (35), pe-tite tubérosité de l'humérus.
7°. Le *coraco-humé-ral.*	Du bec coracoïdien.	A l'humérus.

DÉNOMINATION.	*ORIGINE,* ou premier point d'attache.	*INSERTION,* ou second point d'attache.

§. VI. MUSCLES ATTACHÉS AU SCAPULUM, SITUÉS SUR L'HUMÉRUS, ET QUI SE TERMINENT A L'AVANT-BRAS.

ART. I. *A la face palmaire.*

1°. Le *scapulo-radial.*	Du scapulum, par deux portions distinctes.	A la tubérosité du radius, près l'extrémité humérale.
2°. L'*huméro-cubital.*	De l'humérus : partie moyenne.	Au tubercule du cubitus.

ART. II. *Face olécranienne.*

1°. Le *scapulo-huméro-olécranien.*	Du scapulum et de l'humérus, par deux portions.	A l'olécrane.

§. VII. MUSCLES SITUÉS SUR L'AVANT-BRAS.

ART. I. *Face sus-palmaire.*

1°. L'*huméro-sus-radial.*	De l'humérus, au-dessus de l'épicondyle (36).	Au radius, près l'extrémité carpienne.
2°. L'*huméro-sus-métacarpien.*	De l'humérus, au-dessous du précédent.	Au second os du métacarpe.
3°. L'*épicondilo-sus-métacarpien.*	De l'épicondyle de l'humérus.	Au troisième os du métacarpe.
4°. L'*épicondilo-sus-phalangettien* commun.	Même attache : uni avec le précédent.	A la phalangette des derniers doigts.
5°. L'*épicondilo-sus-phalangettien* du petit doigt.	Même attache : uni aux précédens.	A la phalangette du petit doigt.
6°. L'*épicondilo-cubital.*	De l'épicondyle : obliquement.	Au cubitus, un peu au-dessous de l'extrémité humérale.
7°. L'*épicondilo-radial.*	De l'épicondyle : obliquement, et en se contournant.	Au radius : face palmaire.
8°. Le *cubito-sus-métacarpien.*	De l'épicondyle ; mais particulièrement du cubitus.	Au cinquième os du métacarpe : face sus-palmaire.

DÉNOMINATION.	ORIGINE, ou premier point d'attache.	INSERTION, ou second point d'attache.
9°. Le *cubito-sus-métacarpien* du pouce.	Du corps du cubitus : obliquement.	A l'os métacarpien du pouce.
10°. Le *cubito-sus-phalangien* du pouce.	Mêmes attache et direction.	A la phalange du pouce.
11°. Le *cubito – sus-phalangettien* du pouce.	Mêmes attache et direction.	A la phalangette du pouce.
12°. Le *cubito – sus-phalangettien* du doigt indicateur.	A-peu-près les mêmes attaches.	A la phalangette du doigt indicateur.

ART. II. *Face palmaire.*

1°. L'*épitrochlo - radial*.	De l'épitrochlée (37).	Au radius : partie moyenne.
2°. L'*épitrochlo - métacarpien*.	De l'épitrochlée.	Au second os du métacarpe.
3°. L'*épitrochlo - palmaire*.	Même attache.	Au ligament palmaire.
4°. L'*épitrochlo - phalanginien* commun.	*Idem* ; mais un peu du cubitus.	A la phalangine des quatre dern. doigts.
5°. Le *radio-phalangettien* du pouce.	Du radius, près son extrémité humérale.	A la phalangette du pouce.
6°. Le *cubito-phalangettien* commun.	Du cubitus, dans presque toute sa longueur.	A la phalangette des quatre dern. doigts.
7°. Le *cubito-carpien*.	De l'épitrochlée ; mais sur-tout du cubitus.	A l'os du carpe, dit *pisiforme*.
8°. Le *cubito-radial*.	Du cubitus : en travers et près l'extrémité carpienne.	Au radius, dans la même direction.

§. VIII. MUSCLES SITUÉS A LA MAIN (38).

ART. I. *Face palmaire.*

1°. Le *palmaire - cutané*.	Du ligament palmaire.	A la peau : bord cubital.
2°. Le *carpo-sus-phalangien* du pouce.	De l'os (*scaphoïde*) du carpe.	A la phalange du pouce, en se contournant à la face sus-palmaire.
3°. Le *carpo-métacarpien* du pouce.	Sous le muscle précédent, et à-peu-près même attache.	A l'os métacarpien du pouce.

G

DÉNOMINATION.	ORIGINE, ou premier point d'attache.	INSERTION, ou second point d'attache.
4°. Le *carpo-phalangien* du pouce.	Des os du carpe, par deux portions.	A l'os sésamoïde et à la base de la phalange du pouce.
5°. Le *métacarpo-phalangien* du pouce.	Du troisième os du métacarpe, et en travers.	A la phalange du pouce, et latéralement.
6°. Le *carpo-phalangien* du petit doigt.	De l'os du carpe, dit *pisiforme*.	A la phalange du petit doigt : bord cubital.
7°. Le *carpo - métacarpien* du petit doigt.	Même attache, et sous le précédent : obliquement.	A l'os métacarpien du petit doigt.
8°. Les *palmi-phalangiens*.	Quatre petits muscles attachés au tendon du muscle *cubito-phalangettien*.	A la phalange des quatre derniers doigts.
9°. Les *métacarpo-phalangiens* latéraux.	Trois petits muscles situés dans l'intervalle des os du métacarpe.	A la phalange des 3e. 4e. et 5e. doigts, sur le côté.

ART. II. *Face sus-palmaire.*

1°. Les *métacarpo-phalangiens* latéraux.	Quatre petits muscles situés dans l'intervalle des os du métacarpe.	A la phalange des 2e. 3e. et 4e. doigts, et sur le côté.

NOTES RELATIVES A L'ATTACHE DES MUSCLES.

(1) NASAL, ce qui est relatif au nez : du latin *nasus*, le nez.

(2) Surcilier, ce qui est au-dessus du cil : *super-cilium* des Latins, le sourcil.

(3) Palpébral, ce qui est relatif à la paupière : du latin *palpebra*, paupière, anciennement palpèbre et paulpière.

(4) Le cartilage ciliaire, celui qui soutient les cils, vulgairement appelé le *tarse*.

(5) L'os sus-maxillaire, *os maxillæ superioris*, vulgairement l'*os maxillaire*, ou *maxillaire supérieur.*

(6) Labial, ce qui est relatif à la lèvre : du latin *labium.*

(7) L'os maxillaire, vulgairement l'os de la mâchoire *inférieure.*

(8) Du latin *auricula*, le pavillon, la partie externe de l'oreille, ou l'*oreille externe.*

(9) Vulgairement *la trompe d'Eustache* ; guttural, du latin *guttur*, gorge, gosier.

(10) L'éminence *géni* : du grec *genys*, mâchoire, menton.

(11) Scapulum : du latin *scapula*, l'épaule, l'os de l'épaule, ordinairement l'*omoplate*, d'où l'on a tiré les dénominations de *scapulaire*, *sus-scapulaire*, *sous-scapulaire.*

(12) Mylo : du grec *mylê*, meule, parce que cette saillie se trouve au-dessous des dents molaires qui sont implantées dans l'os maxillaire.

(13) On divise vulgairement les côtes en *vraies* et en *fausses;* mais l'idée de faux ne peut point s'appliquer aux ouvrages de la nature et à ses opérations. Toutes les côtes sont articulées avec les vertèbres ; mais les unes aboutissent au sternum ; elles sont nommées *sternales ;* les autres n'y aboutissent point, elles sont nommées *asternales*, mot composé de l'A privatif des Grecs, ce qui signifie *non sternales*, comme l'on dit *acéphales*, *atome*, &c. &c.

(14) *Médiane :* du latin *medianus*, ce qui est au milieu. Quand on examine le tronc d'un animal, quand on suit le développement successif de ses parties, il paroît formé de deux portions égales, distinctes et réunies par une ligne médiane qui, du sommet de la tête, s'étend au bassin, et se remarque d'une manière plus ou moins distincte sur les parties situées dans le milieu du corps. C'est pour conserver l'idée de cette disposition constante, et dont la connoissance est souvent fort importante dans quelques cas, que l'on a donné le nom de *médiane* à des parties qui précédemment avoient été désignées sous différens noms : telles sont la SUTURE MÉDIANE DU CRANE (vulgairement la *suture sagittale*), *la ligne médiane de l'os maxillaire* (symphyse du menton), *la ligne médiane de l'abdomen* (ligne blanche), *du périnée* (le raphé), *de la langue, du palais, de la luette, du pharinx;* &c. &c.

(15) Le sternum (*sternon* des Grecs), porte à son extrémité abdominale un prolongement osseux dans l'adulte, et que cependant on

nomme vulgairement *cartilage xiphoïde, ensiforme, cartilago-clypealis*, parce que, dit-on, il ressemble à une épée, et suivant d'autres, à un poisson, à une feuille de myrte, ou même à un bouclier, &c. C'est ce prolongement que nous nommons *appendice sternale*.

(16) Acromion : ce mot grec composé signifie littéralement sommet de l'épaule ; il est généralement adopté, et il mérite d'être conservé, pour désigner cette grande éminence qui s'élève du scapulum et forme le sommet de l'épaule ; mais il faut y distinguer un bord supérieur, un bord inférieur : c'est ce que nous exprimons par les dénominations de *sus-acromien* et *sous-acromien*.

(17) L'atloïde, la première vertèbre du col, ordinairement atlas ; *atloïdien*, ce qui est relatif à l'atloïde, le muscle qui s'y termine : *sous-atloïdien*, ce qui est sous l'atloïde, le *nerf sous-atloïdien*, &c.

(18) L'axoïde, mot composé du grec, semblable à un axe ; la seconde vertèbre du col : *axoïdien, sous-axoïdien*.

(19) Rachis, l'assemblage des vertèbres, qui sert en quelque sorte de base et de racine à tout le corps. Ce mot, entièrement grec, employé par tous les anciens écrivains, et même par *Massuet*, dans sa traduction française des tables anatomiques de *Kulm.*, doit être conservé dans le vocabulaire anatomique et médical, parce qu'il fournit plusieurs dénominations qui sont généralement adoptées, telles que *rachitis, rachitisme, rachialgie, hydrorachis*, &c.

(20) Quelques-unes de nos dénominations commencent par *pré*, mot emprunté des Latins, qui, dans toutes les langues, a fourni un grand nombre de composés, et qui indique toujours un rapport de situation, ce qui se présente le premier, ce qui est sur la face antérieure ; ainsi la face *pré-spinale du rachis* est la face antérieure ; la face opposée à la spinale, la face *pré-lombaire, pré-dorsale, pré-tibiale*.

(21) *Avance sous-occipitale*. Nous comprenons sous cette dénomination la portion de l'os occipital qui s'articule avec l'*atloïde* (première vertèbre du col), se prolonge à la base du crâne, s'articule avec le sphénoïde, et fait partie de la région gutturale. Les muscles qui s'attachent à cette portion sont, par cette raison, nommés *sous-occipitaux* ; et depuis long-temps on appelle *nerfs sous-occipitaux* la paire qui sort du crâne, entre l'occipital et l'atloïde.

(22) Le bassin est appelé par tous les anatomistes latins *pelvis*, d'où l'on a formé la dénomination de *pelvimètre*, expression généralement adoptée dans notre langue pour désigner l'instrument propre à mesurer la cavité *pelvienne* ; ainsi la région *sous-pelvienne* est la partie qui ter-

mine le bassin, l'espace situé entre les cuisses, qui comprend l'anus, le périnée et les parties génitales.

(23) Nous désignons sous le nom de *coxal* l'os si important dans la structure des animaux, que depuis Galien l'on nomme vulgairement *l'os innominé*. Notre dénomination n'est que la traduction d'*os coxæ*, que Celse, ainsi que tous les bons écrivains, ont employée pour désigner cet os. Les Pathologistes désignent sous le nom de *coxarius-morbus* une affection dans le voisinage de cet os : ainsi l'extrémité *coxale* du fémur est celle qui s'articule avec l'os coxal, qui en est la plus voisine.

(24) Trochanter : du grec *trochos*, course, orbite, roue, *rota* des Latins, ce qui signifie littéralement *rotateur*. Ce mot est généralement employé depuis Galien pour désigner la grosse tubérosité qui se trouve à l'extrémité coxale du fémur. Les muscles qui s'y attachent sont très-nombreux, et compris sous le nom de *trochantériens*.

(25) Trochlée, *trochélea* des Grecs, *trochléa* des Latins. Ce mot qui dérive du même radical *trochos*, est employé pour désigner ce qui a la forme d'une portion de poulie, ou qui en produit l'effet : ainsi la *trochlée* de l'ischium est la partie située entre l'épine et la tubérosité de l'ischium, ex-cavée dans son milieu, relevée sur ses bords, présentant une gorge formant une portion de poulie, sur laquelle glisse et roule le tendon d'un muscle. On trouve une trochlée articulaire à l'humérus, au fémur.

(26) Le trou sous-pubien, que l'on appelle vulgairement le trou *ovale* ou *ovalaire* ; et en appliquant ces dénominations à l'état pathologique, on nommera *hernie sous-pubienne* celle qui se forme par cette ouverture ; *hernie sus-pubienne*, celle qui se forme par l'ouverture de l'anneau que l'on nomme vulgairement *inguinale*, quoiqu'elle ne soit pas dans l'aine : on la distinguera sous le nom de *scrotale* ou *vulvaire*, si elle se prolonge jusqu'aux parties génitales.

(27) Trochantin : ce mot est encore dérivé du même radical *trochos* ; mais son mode de composition et de terminaison présente l'idée d'un diminutif, d'une éminence moins considérable : ainsi nous appelons *trochantin* la petite éminence située à l'extrémité coxale du fémur, face interne, que l'on nomme ordinairement *petit trochanter*. Les muscles qui s'y insèrent et qui servent aussi à la rotation, sont distingués sous le nom de *trochantiniens*.

(28) Prétibial, ce qui est relatif à la face antérieure du tibia ; le muscle qui s'y insère, &c.

(29) Face poplitée : du latin *poples*, le jarret, la face opposée à la prétibiale.

(30) Sus-tarsien, ce qui est relatif ou se termine à la face supérieure du tarse.

(31) Les orteils, ainsi que les doigts de la main, à l'exception du pouce, sont composés de trois os, dont la forme, la disposition est essentiellement la même pour tous, et qui ne diffèrent que par le volume. Pour exprimer ces différences, qu'il importe de bien saisir, sur-tout à cause de l'attache des muscles nombreux qui s'y terminent, on a conservé le nom primitif et radical de ces os ; seulement on en a changé la terminaison par un diminutif, conformément au génie des langues ; ainsi on appelle *phalanges* la première rangée de ces os : les plus longs et les muscles qui s'y attachent sont nommés *phalangiens*. On appelle *phalangines* les os moins longs ; ceux qui forment la seconde rangée, le second ordre des os des doigts : les muscles qui s'y attachent sont nommés *phalanginiens* ; enfin on a nommé *phalangettes* le troisième ordre des os des doigts les plus petits ; leurs muscles sont nommés *phalangettiens*. L'addition de la proposition *sus* ou *sous* sert à déterminer d'une manière précise la face à laquelle se trouvent les muscles, &c.

(32) Sus-métatarsien ; ce qui est relatif, ce qui appartient à la face supérieure du métatarse.

(33) Thoracique, ce qui est relatif au thorax. On écrit et on prononce ordinairement *thorachique* ; mais quoique le mot *thorax* soit entièrement grec, comme il est également adopté par tous les écrivains latins qui en ont formé l'adjectif *thoracicus*, comme les anciens anatomistes écrivoient *thoracique*, il nous a paru fort inutile de conserver dans ce mot la lettre *h*, qui n'ajoute rien à son expression, et en rend la prononciation rude, difficile et peu conforme au génie de nos langues modernes.

(34) Trochiter, mot dérivé du radical grec *trochos*, et qui ne diffère de trochanter que par son mode de composition ; aussi ce mot est-il adopté pour désigner une éminence de l'humérus, qui, par sa forme, sa disposition, son usage, a la plus grande conformité avec le trochanter. Les muscles qui s'attachent à cette tubérosité de l'humérus sont nommés *trochitériens*. Ce mot, ainsi que tous les dérivés de la même racine, tels que *trochisques*, &c., et les analogues, tels que *trachéliens*, &c., doit se prononcer comme il s'écrit. L'expérience nous a fait reconnoître que ce mode de prononciation étoit plus conforme au génie de notre langue.

(35) Trochin, autre dérivé du radical *trochos*, mais dans un ordre

de diminution plus grande. Ce mot est adopté pour désigner une petite tubérosité de l'humérus, dont la position et l'usage correspondent
au trochantin du fémur. Les muscles qui s'insèrent à cette tubérosité de
l'humérus sont distingués sous le nom de *trochiniens*.

(36) Epicondyle, mot composé du grec, qui littéralement signifie
au-dessus du condyle : il est particulièrement employé pour désigner
le tubercule de l'humérus qui est situé au-dessus du condyle. On doit
bien distinguer cette éminence qui donne attache à un grand nombre
de muscles, et qui par conséquent en reçoivent une partie de leurs dénominations.

(37) Epitrochlée, ce qui est au-dessus de la trochlée, dénomination
adoptée pour désigner l'éminence de l'extrémité cubitale de l'humérus
qui se trouve au-dessus de la trochlée articulaire de cet os, et que l'on
a nommé *condyle long, externe, antérieur,* &c. Cette petite éminence
doit être distinguée par un nom propre, parce qu'elle donne attache
à beaucoup de muscles.

(38) La main est divisée en faces et en régions; les faces sont, l'une
palmaire, ou la paume de la main, *palma* des Latins; l'autre *sus-palmaire*, vulgairement le dos de la main.

Les régions sont, 1°. le carpe, *carpos* des Grecs ; 2°. le *métacarpos*
des Grecs, et 3°. les doigts qui, à l'exception du pouce, sont composés chacun de trois os distingués comme au pied, sous les noms de
phalange, phalangine et *phalangette*.

———————————

D'après ce tableau synoptique, et le petit nombre de notes qu'on y
a ajoutées, on doit voir que la nomenclature des muscles, si variée,
si compliquée dans les écrits des anatomistes, est établie sur un seul
principe; qu'elle ne suppose d'autre connoissance que celle des divisions, des éminences principales et les plus remarquables des os; qu'il
suffit de savoir les noms qui ont été donnés à ces parties des os (et ils
sont en petit nombre, quand on les borne à ce qui est vraiment utile),
pour concevoir sur-le-champ et trouver facilement la disposition, les
attaches, l'action des muscles : la dénomination d'un os, d'une de ses
parties, devient en quelque sorte un mot radical et primitif, qui sert à
former la dénomination des muscles qui s'y attachent; au lieu de cette
foule de dénominations vagues, arbitraires, insignifiantes, incohérentes,
fondées sur des usages équivoques, sur des formes que l'on ne peut
appercevoir, sur des ressemblances idéales, sur des comparaisons ridi-
cules, qui ne servent qu'à embarrasser les descriptions, fatiguer la mé-
moire, perpétuer les difficultés, grossir le vocabulaire de la science,

et en retarder les progrès, à l'aide d'une méthode, puisée dans la structure même des parties, facile à saisir, applicable au système général des
animaux : tout se simplifie et s'éclaire réciproquement, le nombre des
mots diminue, mais les rapports s'agrandissent, se multiplient; tout
s'enchaîne dans l'étude, comme tout est lié dans la nature; la dénomination d'une partie rappelle nécessairement ses connexions avec
une autre.

Les avantages de cette méthode nominale s'étendront nécessairement à la pathologie, et feront disparoître cette foule de divisions, de
dénominations, qui ne présentent à l'esprit que des idées vagues et in-
déterminées.

VARIÉTÉS DES MUSCLES.

QUAND on examine, quand on compare la
structure des différens animaux, on reconnoît
que le plan de la Nature est essentiellement le
même, que tous se ressemblent par les parties
intérieures et centrales de leur corps, qu'ils ne
diffèrent que par les extrémités et par les enve-
loppes qui les recouvrent. L'intérieur est le fond
du dessin de la Nature, disoit *Buffon*; c'est la
partie constituante, l'extérieur n'est que la dra-
perie.

D'après cet apperçu général, on pourroit
être disposé à croire que les individus d'une
même espèce doivent présenter la conformité la
plus grande dans leurs différentes parties. Cela
est exactement vrai, si l'on se borne à considérer l'ensemble des parties, les divisions premières des nerfs, des vaisseaux, les viscères
principaux, les organes qui servent de base et

de soutien à tout le corps ; mais si l'on examine en détail la structure de ces parties, que de différences dans la forme, le volume, la position, les attaches, les connexions ! que de différences dans les proportions et même dans le nombre ! Quelquefois une partie manque ; d'autres fois elle est double, ou bien l'on rencontre des portions accessoires, surnuméraires et extraordinaires. C'est dans l'homme, surtout, que ces variétés sont fréquentes et nombreuses : il est peu d'individus dans lesquels on ne trouve quelque particularité, soit dans la disposition des muscles, soit dans la distribution des vaisseaux, ou dans les ramifications des nerfs ; il n'est point d'anatomiste qui n'ait observé quelques-unes de ces variétés individuelles ; plusieurs en ont conservé la notice dans leurs écrits ; mais en général on ne les a guère considérés que comme des jeux de la Nature, l'effet du hasard, ou des singularités à-peu-près indifférentes. Cependant la Nature, disoit fort bien *Borelli*, ne joue pas (*Natura non ludit, semper agit serio*) ; elle suit des loix constantes, et le hasard n'est qu'une expression vague pour désigner l'effet d'une cause inconnue : enfin, dans le système général des êtres animés, rien n'est indifférent, inerte ou superflu ; tout a une cause, un usage, une action, un rapport plus ou moins important avec les autres parties ; c'est une chaîne continue dont tous les anneaux se soutiennent récipro-

H

quement, on ne peut altérer la forme, la position
de l'un, sans déterminer un changement plus
ou moins remarquable dans le tout : aussi ces
variétés individuelles, si fréquentes dans l'espèce humaine, ne doivent point être considé-
rées comme un objet indifférent et de pure
curiosité ; sans doute elles procurent quelque
changement dans l'exercice des fonctions, dans
le développement des parties qui les avoisinent,
et sans doute elles tiennent à des causes particulières que nous n'appercevons pas encore :
plusieurs de ces variétés dépendent évidemment de la conformation première ; quelques-
unes paroissent être l'effet d'une altération mor-
bifique ; les autres paroissent dépendre plus directement du progrès de la vie, de l'habitude,
de l'action répétée : en effet, c'est sur la face,
c'est dans les mains, c'est dans les parties dont
l'action a commencé avec la vie, que l'on trouve
les plus grandes variétés musculaires ; et peut-
être telle variété commune chez un peuple civi-
lisé, seroit fort rare dans une nation sauvage :
mais avant de se permettre aucune conjecture
sur la cause et les effets de ces variétés individuelles, commençons par recueillir les faits ; ne
nous contentons pas de remarquer uniquement
la variété dans la partie, observons l'état, le
rapport des parties circonvoisines ; examinons
s'il ne seroit pas possible d'y reconnoître quelque changement.

Le grand nombre de dissections faites depuis

trois ans dans les laboratoires de l'Ecole de santé, celles que j'ai faites moi-même ou que j'ai suivies, m'ont fourni l'occasion de recueillir beaucoup de ces variétés individuelles. J'indiquerai ici celles qui sont relatives aux muscles : ce rapprochement m'a paru devoir être de quelque utilité, sur-tout pour les commençans ; il servira à leur faire connoître des dispositions qui souvent les embarrassent dans leurs premiers essais, parce qu'ils ne les trouvent point indiquées dans les descriptions ordinaires, dans les livres qui sont le plus fréquemment entre leurs mains.

Les muscles de la face en général.

La face est le siége de la physionomie, de l'expression des passions, de la santé, et c'est la partie où l'on trouve le plus grand nombre de variétés dans la forme, le volume, la disposition et même le nombre des muscles. Dans l'enfant, ce ne sont que des faisceaux de fibres peu charnues, plongées dans un tissu cellulaire, lâche, flexible, disposé à céder à toutes les impressions, à se prêter à toutes les directions. La forme, la disposition de ces faisceaux musculeux est en quelque sorte indéterminée et peu distincte. Dans la jeunesse, dans les individus apathiques, les muscles conservent le caractère de l'enfance ; ils sont peu prononcés, peu distincts ; ce n'est qu'un amas de fibres charnues,

sans relief, sans consistance et sans circonscrip-
tion. Dans l'homme robuste, dont la vie a été
active, ces muscles présentent un aspect bien
différent; toujours ils sont fortement prononcés,
bien distincts; quelques-uns ont un volume,
une saillie plus considérable que d'autres; on y
rencontre souvent des divisions plus nombreuses,
des faisceaux, des prolongemens, des portions
surnuméraires qui s'étendent d'un muscle à
l'autre, et établissent entre tous l'union, la mo-
bilité la plus grande. Très-souvent les muscles
d'un côté de la face sont un peu plus gros et
par conséquent un peu plus forts que de l'autre :
cette inégalité de force contractile détermine
une légère obliquité dans l'angle des lèvres,
l'élargissement d'une des narines, et l'inclinai-
son du vomer et de la lame médiane des fosses
nasales que l'on observe si fréquemment dans
l'homme. Nous pourrions confirmer cette asser-
tion par un grand nombre de faits; mais il suffira actuellement de rapporter le précis de la
dissection qui a été faite d'un homme âgé, et
qui, depuis sa jeunesse, avoit eu une paraly-
sie sur le côté gauche de la face. La joue de
ce côté étoit plate, mince; tous les muscles
étoient effacés; quelques-uns ne présentoient
que des fibres pâles, blanchâtres, ressemblant
beaucoup à du tissu cellulaire. Du côté opposé,
les muscles étoient rouges, saillans, très-distincts; le lobe du nez étoit incliné à droite; la
narine de ce côté étoit ouverte, évasée, et la

vomer, ainsi que la lame médiane, formoient une convexité du côté gauche, qui diminuoit considérablement les cavités nasales de ce côté. Mais notre objet, dans cette notice, n'étant point de rechercher les causes de ces variétés musculaires et d'en examiner les effets, nous nous bornerons seulement à indiquer, dans différens articles, les dispositions particulières qui ont été observées.

Le thoraco-facial.

Ce muscle cutané est quelquefois si mince, si pâle, si adhérent à la peau, qu'il paroît manquer, et que l'on peut difficilement appercevoir son expansion sur la face, sur le thorax, au sommet de l'épaule ; mais dans les individus robustes, ces terminaisons sont très-remanquables, et présentent souvent des variétés.

Outre ses connexions constantes au menton et à l'angle des lèvres, par des faisceaux qui s'unissent au muscle mento-labial et au maxillo-labial, outre l'expansion qu'il forme sur le côté de la face, sur la glande parotide, on a vu plusieurs fois trois et même quatre faisceaux minces, mais bien distincts, dont l'un s'unissoit au zigomato-labial, dont les autres se confondoient à l'extrémité temporale du muscle palpébral. Dans quelques sujets, ces faisceaux se portoient plus loin encore ; ils s'étendoient jusqu'à la portion frontale et sur les côtés du muscle occipito-frontal.

D'autres fois on a trouvé un petit faisceau transversal qui, de la surface aponévrotique du muscle zigomato-maxillaire, se portoit obliquement à l'angle des lèvres. *Albinus* fait mention de cette portion accessoire ; *Santorini* l'a décrit sous le nom de *musculus risorius novus.* Dans un sujet, on a vu quelques fibres charnues se détacher du muscle zigomato-labial et du bucco-labial, se réunir à cette portion accessoire, et en former un muscle fortement prononcé. Dans d'autres, on a vu des faisceaux distincts se réunir, se porter à l'oricule ; s'y terminer par des fibres aponévrotiques, comme *Riolan*, *Valsalva*, *Albinus* l'ont déjà observé.

Enfin, sur le sommet de l'épaule, on a trouvé quelquefois les fibres charnues de ce muscle encore distinctes former des faisceaux qui se perdoient dans la lame aponévrotique qui enveloppe les muscles du bras.

L'occipito-frontal.

Ce muscle cutané paroît manquer quelquefois, à cause de la ténuité et de la pâleur de ses fibres, comme *Winslow* l'a observé ; mais dans les hommes robustes, ce muscle, toujours fortement prononcé, présente quelques variétés : quelquefois on a vu la portion frontale de ce muscle fournir près la racine du nez et l'angle

nasal de l'orbite , un faisceau qui se prolonge
obliquement et se réunit au grand sus-maxillo-
labial. *Weitbrecht* , *Albinus* ont indiqué cette
variété. D'autres fois on a trouvé à la portion
occipitale de ce muscle , près l'apophyse-mastoïde , des faisceaux distincts qui se perdoient
dans l'épaisseur de la peau voisine de l'oricule.
Ces portions surnuméraires , apperçues par
Santorini , ont été désignées sous le nom de
corrugateurs postérieurs , ou les *petits occipi-
taux nouveaux*.

Le naso-palpébral.

Outre les connexions que ce muscle a constamment avec les fibres charnues du muscle
occipito-frontal , du naso-surcilier , et quelquefois avec des faisceaux du thoraco-facial ,
on a rencontré dans plusieurs sujets un petit
corps musculeux distinct qui , de l'os malaire , se
portoit obliquement dans l'épaisseur du muscle
palpébral. Ce faisceau insolite , apperçu par
quelques anatomistes , a été regardé comme un
abaisseur propre à la paupière inférieure.

D'autres fois , on a vu de petits faisceaux se
détacher du bord inférieur du muscle palpébral ,
et se réunir aux muscles moyen et petit sus-
maxillo-labial. *Douglas* a fait mention de cette
variété , et *Walther* l'a fait représenter dans
sa figure des muscles de la face.

Le zigomato-labial.

On trouve assez ordinairement deux muscles qui, de la saillie et de l'arcade zigomatique, se portent obliquement l'un à la lèvre supérieure, et l'autre à l'angle des lèvres. Ces deux muscles sont distingués, par rapport à leur volume, sous les noms de grand et petit zigomato-labial : mais quelquefois le petit zigomato-labial manque; et quand il se rencontre, il est souvent composé de deux portions, dont l'une est formée par un faisceau qui provient du muscle palpébral.

Plusieurs fois on a trouvé trois muscles très-distincts qui, de l'arcade zigomatique, se portoient aux lèvres; et dans un sujet nous avons vu, du côté droit de la face, six de ces petits muscles : à gauche, il ne s'en trouvoit aucun; mais le moyen et le petit sus-maxillo-labial étoient plus développés, plus saillans qu'à l'ordinaire.

Souvent on a vu un faisceau se détacher de la partie moyenne du grand zigomato-labial, se perdre à la peau de la joue, ou descendre longitudinalement, et se réunir à des faisceaux du muscle thoraco-facial. Quelquefois on a vu le grand zigomato-labial, en approchant de l'angle des lèvres, se partager en deux portions. *Walther* a vu cette disposition dans un homme dont la physionomie étoit sévère : *Cujus ante obitum*

severior vultus erat. Suivant *Girardi* , cette disposition n'est pas rare ; il l'a observée deux fois ,
et il a vu qu'une des portions se terminoit à
l'angle des lèvres , tandis que l'autre se portoit
plus bas et se réunissoit au muscle maxillo-
labial.

Plusieurs fois on a vu le petit zigomato-labial
partagé en deux portions, dont l'une se perdoit
dans le moyen sus-maxillo-labial, et l'autre
dans le petit sus-maxillo-labial. *Santorini* a ex-
primé cette disposition dans une de ses planches.

Le sus-maxillo-labial.

On trouve ordinairement trois muscles qui,
de l'os sus-maxillaire, se terminent à la lèvre
supérieure : on les distingue par rapport à leur
étendue et à leurs différens points d'attaches,
sous les noms de grand, moyen et petit sus-
maxillo-labial. Dans quelques sujets , le grand
et le moyen sus-maxillo-labial sont si rappro-
chés , et même tellement unis , qu'on a peine à
les séparer. Quelquefois le grand sus-maxillo-
labial reçoit un faisceau charnu du muscle occipito-frontal. Plusieurs fois on a trouvé un ou
deux faisceaux qui , du bord inférieur du muscle
palpébral , se confondoit avec le moyen sus-
maxillo-labial. Dans un sujet , on a vu une bandelette charnue se détacher de ce muscle , et se
porter obliquement à l'angle des lèvres , près
l'insertion du zigomato-labial.

I

D'autres fois on a trouvé un petit corps musculeux oblong attaché près le bord orbitaire
de l'os sus-maxillaire, et qui se terminoit à ce
même os près l'origine du petit sus-maxillo-
labial. *Albinus* et *Sandifort* ont décrit cette
variété sous le titre d'*anomalus in facie*. *Douglas* et *Walther* rapportent des cas analogues.

Les muscles des yeux.

Ils présentent rarement des variétés, ou du
moins elles ont été peu observées ; cependant,
tout récemment, nous avons vu dans un labo-
ratoire de dissection une disposition fort singulière, et qui sans doute déterminoit un changement remarquable dans le mouvement de
l'œil.

Le muscle petit oblique, en passant sous le
muscle droit inférieur, y étoit intimement uni
par une bride tendineuse, semblable à celles
que l'on voit à la face sus-palmaire de la main,
entre les tendons des muscles sus-phalanget-
tiens. Cette petite lame tendineuse provenoit
évidemment du muscle petit oblique. La connexion entre ces deux muscles étoit telle, que
la traction de l'un déterminoit la tension de
l'autre. Cette disposition singulière ne se trouvoit qu'à l'œil droit. Sans doute elle a occa-
sionné une grande gêne dans les mouvemens de
l'œil droit : étoit-elle la cause ou l'effet du stra-
bisme ?

Une autre fois on a vu un petit faisceau charnu attaché au fond de l'orbite, accompagner le muscle grand oblique de l'œil, et se terminer à la trochlée cartilagineuse, en formant une sorte de gaine mince qui enveloppoit le tendon du grand oblique. *Albinus* et *Sandifort* ont décrit cette variété fort rare sous le nom de *gracillimus oculi*.

Le stylo-glosse.

On trouve souvent, comme l'avoient expressément observé *Albinus* et *Girardi*, ce petit muscle composé de deux portions distinctes : l'une est attachée à l'apophyse-styloïde; l'autre, plus large, plus mince, est attachée à une lame ligamenteuse qui, de l'os temporal, se fixe à la face interne de l'angle de l'os maxillaire. Quelquefois on a trouvé ce muscle composé de trois portions, une maxillaire, les deux autres styloïdiennes, mais séparées par leurs attaches à l'apophyse styloïde, et distinctes par leur distribution dans le tissu de la langue. Dans un sujet ce petit muscle manquoit entièrement. *Boehemer* rapporte un cas semblable.

Le stylo-pharingien.

Plusieurs fois on a trouvé deux muscles entièrement distincts qui, de l'apophyse-styloïde, se portoient sur le pharinx, s'y fixoient en for-

I 2

mant une courbure qui remontoit quelquefois jusqu'à l'avance sous-occipitale ; disposition qui a été apperçue par *Boehemer*, et qui a été indiquée par quelques anatomistes, sous le nom de *céphalo-pharingien*.

Le stylo-hyoïdien.

Plusieurs fois on a vu ce muscle composé de deux portions distinctes, par une lame membraneuse. *Albinus*, *Petsche* rapportent des cas semblables. D'autres fois on a vu un petit faisceau musculeux qui, de l'apophyse styloïde, se terminoit par un tendon grêle à la cornicule de l'os hyoïde. Ce petit muscle, observé par *Douglas*, *Cowper*, *Santorini*, est décrit par *Albinus*, sous le nom de *stylo-hyoïdœus-alter* ; souvent aussi le stylo-hyoïdien, dans son attache à l'os hyoïde, se prolonge et se confond avec le muscle hyo-thyroïdien.

Le scapulo-hyoïdien.

Il est ordinairement attaché au bord cervical du scapulum, près la base de l'apophyse caracoïde, par une seule portion. Quelquefois on a trouvé que cette attache étoit formée par deux faisceaux séparés par un intervalle de plusieurs millimètres. Dans un sujet, on a vu ce petit muscle composé de deux portions distinctes, dont l'une étoit attachée à la clavicule près son articulation avec l'acromion. *Petsche*, *Sabatier* rapportent un cas semblable.

Le sterno-hyoïdien et le sterno-thyroïdien.

Très-souvent on a remarqué, comme *Gunz* et *Albinus* l'avoient indiqué, que la longueur des fibres charnues dont ces petits muscles sont composés, est interrompue par une petite ligne blanche tendineuse, souvent transversale, quelquefois oblique, ondulée. Ordinairement cette intersection tendineuse est fort étroite, et quelquefois elle est également apparente aux deux faces du muscle. Dans un sujet dont un cartilage de la trachée artère étoit saillant, tuméfié, on a observé que la portion des muscles qui appuyoit sur cette saillie, avoit perdu la couleur rouge, avoit pris la couleur, la consistance tendineuse, et présentoit une intersection de la largeur d'un centimètre.

Le sterno-mastoïdien.

Ce muscle a présenté plusieurs variétés : 1°. Sur un sujet on l'a trouvé composé de trois portions réunies, en un seul corps près l'apophyse mastoïde, mais séparées et très-distinctes du côté du thorax. La première de ces portions étoit, comme à l'ordinaire, attachée au sternum ; la seconde, à l'extrémité sternale de la clavicule ; la troisième, plus éloignée du sternum, attachée au corps de la clavicule, se réunissoit dans son trajet sur le col avec la première portion.

2°. Sur un autre sujet on a vu ce muscle également composé de trois portions ; mais la troisième, plus grêle, restoit distincte et séparée, même dans son attache, à l'apophyse-mastoïde. *Albinus* rapporte plusieurs exemples semblables.

3°. Le citoyen *Dufay*, un des prosecteurs de l'Ecole, a vu le muscle sterno-mastoïdien, au lieu de se terminer au bord trachélien ou supérieur du sternum, se prolonger sur la face externe de cet os, et se fixer à sa moitié supérieure, par un tendon applati. *Bourienne* rapporte un cas analogue. *Ph. Cour. Fabricius* en cite un plus remarquable encore ; il rapporte avoir vu le sterno-mastoïdien qui s'étendoit jusqu'à l'appendice sternale. (*Voyez l'article du muscle sterno-pubien.*)

Le trachélo-scapulaire.

Ce muscle est ordinairement composé de quatre portions attachées à l'extrémité des apophyses trachéliennes ou transverses des quatre premières vertèbres du col, qui, par leur réunion, forment un corps oblong qui se termine à l'angle cervical du scapulum. Mais, 1°. dans plusieurs sujets ce muscle étoit composé de trois portions seulement ; 2°. dans d'autres, ainsi que l'a vu *Albinus*, il étoit formé de cinq.

3°. Dans un sujet où ce muscle étoit composé de quatre portions, la supérieure, celle qui est attachée à l'extrémité de l'apophyse trachélienne de l'atloïde, au lieu d'être dirigée du côté du scapulum, se portoit en devant, suivoit la direction du muscle sterno-mastoïdien, et se terminoit à la clavicule près l'attache de la portion claviculaire du muscle sterno-mastoïdien.

4°. Dans un autre sujet, on a trouvé un faisceau mince, large d'un centimètre, qui, de l'extrémité de l'apophyse trachélienne de la troisième vertèbre, se portoit obliquement à l'apophyse mastoïde, et se réunissoit dans son trajet à l'extrémité du muscle sterno-mastoïdien. (*Voyez l'article du muscle dorso-trachélien.*)

Le costo-claviculaire.

Ce petit muscle manquoit quelquefois, mais rarement. Dans quelques sujets il étoit double, ou, si l'on veut, il étoit formé de deux portions très-distinctes, par une lame de tissu cellulaire et par leurs attaches : l'une de ces portions, comme l'a vu *Haller*, s'attachoit au sternum, et se terminoit à la clavicule près l'extrémité acromienne ; l'autre portion étoit attachée seulement à la première côte, et se terminoit par un prolongement aponévrotique jusqu'à l'acromion.

Le sterno-huméral.

Ce muscle a présenté bien des variétés. 1°. Dans plusieurs sujets, il étoit partagé par des lames de tissu cellulaire en trois portions, de sorte que l'on pouvoit y distinguer une portion claviculaire, une portion moyenne ou sternale, une portion inférieure ou costale. Ces portions, que l'on auroit pu prendre pour autant de muscles, se réunissoient au tendon qui se fixe à l'humérus. Quelquefois le tendon formé par la portion claviculaire de ce muscle, restoit distinct et séparé, dans toute son étendue, du tendon formé par la portion sternale. *Albinus*, *Lieutaud*, ont vu ces divisions.

2°. Très-souvent la portion costale de ce muscle fournit une bandelette charnue, comme l'observe *Winslow*, et quelquefois deux, comme l'a vu *Albinus*, qui forment un prolongement aponévrotique qui s'épanouit en faisceaux sur l'aponévrose du muscle costo-abdominal. Mais le citoyen *Dufay*, prosecteur de l'Ecole, a vu dans un sujet un faisceau charnu, très-distinct, s'élever du muscle sterno-pubien, suivre la direction du muscle sterno-huméral, l'accompagner sur son bord, et se terminer, par un petit tendon applati, à la gouttière humérale.

3°. Plusieurs fois on a vu le tendon de ce muscle, en s'implantant sur le bord de la gouttière humérale, produire un petit tendon plat, épais d'un millimètre, large de trois, qui, suivant la direction de cette gouttière, se portoit à la capsule articulaire de l'humérus, se perdoit dans l'épaisseur de cette capsule, près la cavité glénoïde du scapulum.

4°. D'autres fois on a vu ce muscle fournir un faisceau charnu qui se réunissoit au muscle huméro-cubital. *Boehemer* rapporte un cas semblable.

5°. Quelquefois enfin ce muscle, au lieu d'être attaché au bord du sternum, n'est attaché qu'aux cartilages des côtes sternales, près leurs extrémités osseuses, cet espace se trouvant dans ce cas occupé par des productions musculeuses et surnuméraires. (*Voyez l'article du muscle sterno-pubien.*)

Le costo-scapulaire.

Les bandes charnues dont ce large muscle est composé, sont quelquefois séparées par des lames de tissu cellulaire, si abondant, que l'on pourroit en faire autant de muscles distincts. Plus ordinairement, ce muscle est seulement partagé en trois portions, dont la supérieure, plus courte, plus épaisse, a été considérée par quelques-uns comme un muscle particulier que *Wasserberg* a nommé *costo-homoplatæus.*

Quelquefois ce muscle fournit une ou deux bandelettes aponévrotiques, qui se perdent en s'épanouissant sur l'aponévrose du costo-abdominal.

Le sterno-pubien.

Ce muscle, si remarquable par son étendue, sa position, ses attaches et son action, nous a

K

présenté plusieurs variétés qui méritent quelques
détails.

1°. Le nombre, la forme, la largeur des intersections tendineuses de ce muscle, ne sont
pas les mêmes dans tous les individus : ordinairement on trouve à la portion de ce muscle,
située au-dessus de l'ombilic, trois lignes ou
intersections tendineuses, et elles sont com-
plètes, tandis qu'au-dessous de l'ombilic il n'y
a qu'une seule intersection incomplète ; mais
souvent on ne rencontre à la portion sternale
de ce muscle que deux intersections : d'autres
fois ces intersections ne comprennent ni toute
la largeur, ni toute l'épaisseur du muscle ; souvent elles sont ondulées, inégales, quelquefois
elles ne présentent qu'une ligne droite et transversale ; enfin elles sont quelquefois fort larges ;
nous en avons vu plusieurs qui avoient plus de
quinze millimètres de largeur.

2°. En 1772, dans le cadavre d'une femme
âgée de 80 ans, le muscle sterno-pubien du côté
droit avoit la texture, la conformation ordinaires ; on y remarquoit trois intersections com-
plètes ; mais du côté gauche sa disposition étoit
bien différente.

Après les premières attaches charnues, aux
cartilages des côtes sternales, à l'endroit où
commençoit la première intersection, les fibres
perdoient entièrement le caractère charnu ; elles
se continuoient en formant une sorte de lame
membraneuse ou aponévrotique, et ne repre-

noient l'état charnu qu'à l'endroit qui, du côté
droit, correspondoit à la hauteur de la seconde
intersection. Cette portion intermédiaire, dont
la longueur étoit de près de huit centimètres,
étoit évidemment une continuité des fibres charnues; elle avoit la même largeur que les portions
charnues entre lesquelles elle étoit située, mais
elle étoit beaucoup moins épaisse, d'un tissu
plus dense, plus serré, et étoit manifestement
composée de fibres blanches longitudinales, et
dans la même direction des fibres charnues;
enfin, elle avoit tous les caractères d'un tendon
applati, seulement on n'y voyoit pas ce brillant
argentin et satiné que l'on observe à la surface
des aponévroses. Ce muscle fut détaché du sujet,
et soumis à la dessication : les portions charnues
devinrent noirâtres, opaques; mais la portion
aponévrotique acquit cette transparence, cette
consistance cornée, cette couleur jaunâtre que
prennent toutes les parties aponévrotiques par
la dessication. Comme la femme qui a fourni le
sujet de cette observation étoit étrangère, je ne
pus avoir aucun renseignement propre à m'é-
clairer sur la cause et les effets de cette singulière disposition; mais l'année suivante j'eus
l'occasion d'observer une disposition analogue,
plus remarquable encore.

Dans le cadavre d'un homme maigre, peu
musclé, âgé de 60 ans, les deux muscles sterno-
pubiens étoient, depuis l'ombilic au pubis, entièrement aponévrotiques; les fibres charnues

K 2

finissoient en forme de zig-zag à la hauteur de
la troisième intersection : là commençoit une
portion aponévrotique blanche, d'un tissu serré,
et dans lequel on réconnoissoit distinctement la
direction longitudinale, la continuité avec les
fibres charnues ; seulement, comme dans le cas
précédent, on ne voyoit pas ce brillant argentin et satiné propre aux aponévroses et aux tendons. La demi-intersection tendineuse qui se
trouve toujours au-dessous de l'ombilic, existoit dans ce sujet comme à l'ordinaire ; elle avoit
la même couleur, la même consistance que la
portion aponévrotique qui, dans ce cas, formoit la continuité des fibres charnues. La gaine
aponévrotique du muscle sterno-pubien étoit
disposée comme à l'ordinaire ; le muscle pubio-
sous-ombilical n'existoit pas, du moins on ne
put en trouver aucun vestige. La portion charnue de l'ilio et du lombo-abdominal qui s'étend
depuis l'épine supérieure de l'ilium, et depuis
l'ombilic jusqu'au bord du bassin, participoit
à cette singulière disposition ; les fibres charnues étoient remplacées par une portion apoué-
vrotique entièrement semblable à celle des muscles sterno-pubiens ; enfin, toute la portion sous-
ombilicale des parois de l'abdomen étoit sans
aucune fibre charnue.

Cette disposition si extraordinaire, et que je
n'ai plus rencontrée, a été vue par tous ceux
qui suivoient mes cours publics. Les pièces ont
été desséchées, et on y reconnoît encore la dif-

férence essentielle qui existoit entre la portion
charnue et la portion aponévrotique.

On trouve dans le journal de *Blegny* un cas
entièrement semblable au dernier que nous avons
rapporté, qui a été observé et décrit par *Tri-
bouleau* : c'est le seul que je connoisse.

Doit-on attribuer cette singulière disposition
à une conformation première ou à quelque circonstance accidentelle dépendant du genre habituel d'occupations, ou d'une altération mor-
bifique qui auroit procuré la dégénérescence de
l'état charnu de la fibre, et l'auroit amenée par
degrés à l'état aponévrotique ou tendineux ?
Cette question n'est pas de simple curiosité ;
elle peut conduire à une connoissance plus exacte
de la structure et de la composition de la fibre
musculeuse.

Pour tâcher de répandre de la lumière sur cet
objet important, nous devons ajouter quelques
considérations particulières. L'homme dans lequel nous avons trouvé toute la portion sous-om-
bilicale des muscles de l'abdomen dans l'état
aponévrotique, avoit été dès sa jeunesse occupé
dans les fabriques de chapellerie, et principalement à la foule. Dans ce genre de travail, le
tronc est courbé, et si l'ouvrier est foible et
d'une petite stature, la région ombilicale,
la partie inférieure de l'abdomen, est souvent
appuyée contre le bord du banc de la foule. Ces
pressions alternatives et souvent répétées, jointes
à quelque disposition particulière, n'auroient-

elles pas à la longue amené l'atrophie, la dégénérescence de la fibre musculaire? On ne con-
noît pas encore bien exactement quel peut être
l'effet d'une pression graduelle et long-temps
continuée, ou souvent répétée sur le tissu des
organes, et principalement sur le tissu musculaire. Depuis long-temps nous avons commencé
pour cet objet une suite d'expériences sur les
animaux; mais en attendant que nous puissions
tirer de nos expériences des conséquences cer-
taines, nous observerons que dans plusieurs endroits les cordonniers sont dans l'usage de pla-
cer au-dessus du genou une pierre quarrée, sur
laquelle ils battent à coups de marteau le cuir
qu'ils emploient. Par ces percussions répétées,
l'endroit de la peau sur lequel pose la pierre,
devient bientôt insensible, dur, calleux, et
quelquefois même de nature cornée; mais cette
altération ne se borne pas à la peau, comme
nous l'avons vu, dans une seule dissection, il est
vrai. Le tissu cellulaire devient plus dense, plus
compacte, les muscles subjacens perdent leur
caractère charnu, les couches aponévrotiques
y paroissent plus multipliées, plus étendues.

Ajoutons enfin qu'il est des affections mor-
bifiques qui enlèvent à la fibre charnue cette
couleur, cette mollesse, cette texture qui lui
est propre. Nous en avons eu un exemple bien
remarquable dans une femme sujette, dès sa
jeunesse, à des douleurs vagues et arthritiques.
A l'âge d'environ 60 ans les douleurs se por-

tèrent plus fréquemment sur la main gauche, et sur-tout au pouce : il se forma de petites nodosités aux articulations des phalanges ; les douleurs cessèrent, et il ne resta plus qu'un sentiment de foiblesse à la partie ; mais peu à peu tous les muscles carpo et métacarpo-phalangiens du pouce s'atrophièrent à un tel point, qu'après quelques mois l'os métacarpien du pouce paroissoit être uniquement recouvert de la peau. Souvent nous avons vu cette personne ; nous avons remarqué l'extrême différence qui existoit entre le pouce de la main gauche et celui de la droite. Quelques années après cette atrophie si remarquable des muscles carpiens et métacarpiens du pouce, cette personne est morte des suites d'une pleurésie : nous avons disséqué la main, et au lieu de muscles nous n'avons trouvé sous la peau que des faisceaux aponévrotiques, très-minces, qui conservoient la direction, la disposition primitive des corps musculaires qui avoient existé autrefois.

Nous rappellerons encore les changemens singuliers qui surviennent à la suite des luxations qui n'ont pas été réduites ; non-seulement on voit de nouvelles cavités articulaires se former, mais encore les muscles dans les endroits exposés à des pressions alternatives et répétées prennent le caractère ligamenteux ou aponévrotique. Et ne voyons-nous pas constamment dans l'état naturel, que tous les muscles qui glissent, roulent ou frottent sur quelque saillie d'un

os, présentent à cet endroit une texture aponévrotique? Les expériences diverses que nous
avons faites dans les cours publics sur des animaux vivans, et notamment cette année, pour
déterminer la formation de nouvelles cavités articulaires, etc. ont démontré d'une manière frap-
pante que différentes circonstances, et sur-tout
la pression continuée, peuvent ôter à la fibre
charnue sa texture, ses propriétés, et lui donner l'apparence, le caractère d'une aponévrose.

D'après ces différentes considérations et quelques autres analogues que nous supprimons,
pour ne pas donner trop d'étendue à cette notice, nous sommes disposés à regarder l'état
aponévrotique observé aux muscles sterno-pubiens, comme le produit d'une circonstance accidentelle : et en effet, quoiqu'on remarquât
bien à ces parties la blancheur, la densité, la
ténacité, la texture des aponévroses, cependant
elles ne présentoient pas ce brillant satiné propre
aux aponévroses de première conformation.

3°. La terminaison et les attaches de ce muscle
aux cartilages des côtes, présentent aussi quelques variétés. Ordinairement il se termine par
trois portions distinctes par la longueur et leurs
points d'attache : la première, plus courte, plus
épaisse, plus voisine de la ligne médiane de
l'abdomen, s'attache sur le bord, à l'extrémité
du sternum, à la base de l'appendice sternale,
et au cartilage de la septième côte sternale ; la
seconde, plus mince, plus large, est fixée par

dés filets tendineux au cartilage de la sixième côte sternale; enfin, la troisième portion, plus longue, se termine par un prolongement tendineux au cartilage de la cinquième côte sternale; mais quelquefois l'extrémité sternale de ce muscle n'est divisée qu'en deux portions qui sont fixées à la septième et sixième côtes. D'autres fois on en a trouvé quatre distinctes, et quelquefois on a vu la troisième portion plus longue former un petit tendon applati qui, passant sous le sterno-huméral, se fixoit au cartilage de la quatrième côte, près la portion osseuse. *Kaau-Boerhaave* a décrit et fait graver avec exactitude cette variété.

4°. Plusieurs fois on a trouvé à l'extrémité sternale de ce muscle une portion musculeuse située sur les côtés du sternum, couvrant les cartilages des côtes, et se terminant à la clavicule. Nous en avons vu huit exemples dans le cours de nos dissections, mais avec quelques différences.

Dans trois sujets cette portion surnuméraire conservoit dans toute son étendue la largeur, l'épaisseur de l'extrémité sternale du muscle; mais elle en étoit séparée par l'intervalle d'environ un centimètre, où elle n'y étoit unie que par des prolongemens aponévrotiques.

Dans deux autres, le muscle sterno-pubien avoit, comme à l'ordinaire, ses attaches aux cartilages des côtes; cependant on appercevoit évidemment une connexion intime, une con-

L

tinuité de fibres avec la portion surnuméraire
qui étoit plus mince, plus étroite du côté de la
clavicule.

Nous avons vu, au contraire, dans un autre
cette portion musculeuse, en s'attachant à la
clavicule, s'élargir à un tel point, que le muscle
sterno-huméral n'avoit aucune attache à cet os;
et dans tous les cas où la portion surnuméraire
avoit beaucoup de largeur, le sterno-huméral
étoit seulement attaché aux cartilages des côtes,
près leur extrémité osseuse.

Dans deux autres sujets cette singulière conformation n'existoit que du côté droit : dans l'un,
ce n'étoit qu'un petit faisceau musculeux de la
largeur seulement d'un centimètre qui se terminoit par un petit tendon aponévrotique, et se
confondoit avec celui du sterno - mastoïdien.
Wilde a vu un cas semblable. Dans l'autre,
enfin, la portion surnuméraire attachée au sternum par un tendon applati et réuni à celui du
sterno-mastoïdien, s'élargissoit en approchant
du sterno-pubien, s'y réunissoit par une lame
aponévrotique; mais dans son trajet elle four-
nissoit sur les côtés un petit tendon applati fixé
au cartilage de la 2e, 3e, 4e, et 5e. côtes. *Lafaye*
décrit un cas analogue ; seulement la portion
musculeuse qu'il a vue formoit sur la sixième
côte sternale une aponévrose qui se confondoit
avec les fibres du costo-abdominal. Quelquefois
aussi ces sortes de faisceaux ne se prolongent
pas jusqu'à la clavicule, mais sont bornés à

l'étendue de deux, trois ou quatre côtes. *Portal* les a vus terminés au cartilage de la seconde côte. *Bonn* a trouvé un de ces faisceaux qui s'étendoit seulement du cartilage de la troisième côte à celui de la sixième.

Ce prolongement du muscle sterno-pubien jusqu'à l'extrémité trachélienne du sternum et à la clavicule, est une conformation naturelle à quelques quadrupèdes. *Vesale* en avoit averti expressément, et quoiqu'il ne l'eût pas observé dans l'homme, quoiqu'il crût qu'on ne pouvoit point l'y rencontrer, il l'a fait exprimer dans sa cinquième planche des muscles, pour faire mieux entendre quelques passages de *Galien*, qu'il blâme d'avoir décrit un muscle qui n'est point propre à l'homme, mais aux singes et aux chiens; cependant il est possible que cette singulière disposition se soit présentée à *Galien*. Depuis ce temps, en effet, combien de fois n'a-t-on pas eu occasion de la rencontrer dans l'homme? *Albinus, Lafaye, Wilde, Weitbrecht, Sabatier, Portal, Sandifort*, en rapportent des exemples semblables ou analogues.

Kaau-Boerhaave a décrit et fait graver avec soin une variété plus remarquable encore. Au lieu d'une seule portion surnuméraire, il en a vu deux très-distinctes sur le côté droit : leur figure étoit pyramidale; elles naissoient d'une lame aponévrotique fixée aux cartilages de la 5e et 6e côtes sternales, et près l'appendice

L 2

sternale : larges , minces à l'endroit de leur origine , elles devenoient plus épaisses , plus étroites
dans leur trajet , et se terminoient chacune par
un petit tendon qui se fixoit à la clavicule ; il
portoit aussi , de l'aponévrose commune aux
deux portions , un faisceau charnu grêle qui
se portoit obliquement sur le côté gauche du
thorax , et se perdoit par des filamens aponévrotiques , dans l'épaisseur du muscle sterno-
huméral et de la membrane qui le recouvre.

5°. Outre cette sorte de faisceaux musculaires , disposés selon la longueur du sternum ,
et qui ont quelques connexions soit avec le sterno-pubien , soit avec le sterno-mastoïdien , on
trouve quelquefois sur la face mammaire du
thorax une autre espèce de faisceaux musculaires plus ou moins volumineux , qui ont leurs
attaches au sternum ou à la clavicule , mais
qui , au lieu de suivre la direction longitudinale , se portent obliquement sur les parties
latérales du thorax ou de l'abdomen , et s'y
terminent par une expansion aponévrotique.

Le citoyen *Dupuytren* , un des prosecteurs
de l'Ecole , en a vu cette année deux exemples
remarquables : dans un sujet , il a rencontré au-
dessus du muscle sterno-huméral , et seulement
du côté droit , un faisceau charnu surnuméraire , large de cinq centimètres , épais de quatre
millimètres , attaché par une extrémité tendineuse à l'endroit de la symphyse des deux premières pièces du sternum ; et de-là se portant

obliquement à la partie supérieure de l'hypochondre droit, où il se terminoit par une lame aponévrotique qui se confondoit avec celle du costo-abdominal.

Dans un autre sujet, il a trouvé au-dessus du muscle sterno-huméral une bande musculeuse large d'environ cinq centimètres, attachée par des fibres tendineuses très-courtes à la partie moyenne de la clavicule gauche : de-là cette bande charnue se portoit obliquement à droite; elle croisoit dans son trajet la direction du sternum, recouvroit une partie du muscle sterno-huméral droit; enfin, parvenue à ce point, elle formoit une aponévrose qui se réunissoit avec une lame aponévrotique du muscle sterno-huméral, et se terminoit en s'épanouissant sur l'aponévrose du costo-abdominal.

Cabrol rapporte avoir trouvé de chaque côté du thorax un fort et long muscle, qui, du sternum et de la clavicule, se portoit obliquement en forme d'écharpe, et s'inséroit par un fort tendon à la dernière côte asternale. La forme de ce muscle étoit à-peu-près cylindrique, *sa longueur étoit de deux pans et plus, et sa largeur, de l'extrémité de deux doigts.*

On trouve aussi quelquefois d'autres faisceaux, chacun oblique, mais moins superficiels, et qui s'étendent seulement du cartilage d'une ou deux côtes aux bords du sternum. *Haller* a vu et fait graver dans la première planche de son Fascicule VI un faisceau mus-

culeux oblong, situé sur le côté gauche du thorax, attaché au bord du sternum, à la hauteur
de la troisième côte, et de-là s'étendant obliquement au cartilage de la cinquième, près sa
portion osseuse.

6°. Le citoyen *Dufay*, prosecteur de l'Ecole,
a trouvé dans la dissection d'une femme une
autre variété bien remarquable ; c'étoit une
bande musculeuse, large de vingt-cinq millimètres, qui, d'un côté du thorax, se portoit
directement à l'autre, en passant sur le sternum : cette bande transversale étoit attachée de
chaque côté du thorax par une lame aponévrotique, fixée à la partie osseuse et à la surface
de la troisième et quatrième côtes sternales,
environ à la hauteur du mamelon ; les faisceaux
du muscle sterno-huméral formoient de chaque
côté un écartement triangulaire dans lequel se
trouvoit cette bande transversale. Je ne connois
aucun exemple analogue de cette rare et singulière disposition.

Le costo-abdominal.

Ce muscle, large et mince, qui forme la première couche des parois de l'abdomen, est
quelquefois uni aux muscles qui l'avoisinent par
différens faisceaux tantôt charnus, tantôt aponévrotiques. Il est très-ordinaire de trouver,
ainsi que *Winslow* l'a observé, une et même
quelquefois deux bandelettes qui, du bord in-

férieur du sterno-huméral, se répandent et s'é-
panouissent sur l'aponévrose du muscle costo-
abdominal. Trois ou quatre fois nous avons vu
des bandelettes charnues, très-distinctes, provenant du muscle costo-scapulaire, se réunir,
se confondre avec les fibres du costo-abdominal.
Dans deux sujets on a trouvé une pareille bandelette provenant du muscle lombo-huméral.

Nous avons aussi vu sur deux sujets différens,
entre ce muscle et l'ilio-abdominal, un faisceau
surnuméraire et accessoire, distinct de l'un et
de l'autre de ces muscles par sa direction, par
la membrane cellulaire qui l'entouroit. Dans
l'un de ces sujets ce faisceau étoit mince, mais
de la largeur de quinze millimètres; il provenoit de l'intervalle qui se trouve entre la onzième et douzième côtes; il étoit entièrement
uni avec la portion intercostale, mais ses fibres
étoient longues, dans une direction transversale, et après une étendue de neuf centimètres,
les fibres charnues formoient une lame aponévrotique qui s'unissoit intimément à l'aponévrose du costo-abdominal. Dans l'autre sujet ce
n'étoit qu'un faisceau mince et grêle qui, de la
pointe du cartilage de la troisième côte asternale, se portoit presque transversalement, et
se terminoit à l'aponévrose du costo-abdominal.

Weitbrecht rapporte un cas semblable; il a
vu, entre l'ilio et le costo-abdominal, une petite portion de la grosseur d'une plume, qui,
de l'extrémité cartilagineuse de la onzième côte,

se terminoit dans l'aponévrose du costo-abdominal.

Le pubio-sous-ombilical.

Ce petit muscle, que l'on nomme ordinairement le *pyramidal du bas-ventre*, est sujet à
beaucoup de variétés. *Gabriel Fallope, Aran-
tius*, etc. avoient déjà averti qu'il ne se trouve
pas dans tous les sujets : en effet, souvent il
manque, ou bien il n'existe que d'un côté ; quelquefois il est extrêmement petit ; d'autres fois il
est long, large, partagé par des lames de tissu
cellulaire, en deux ou même trois portions, qui
se terminent chacune à la ligne médiane de l'abdomen, par des pointes tendineuses dont les
plus longues sont peu éloignées de l'ombilic.
Enfin, d'après le grand nombre de dissections
qui ont été faites aux laboratoires de l'Ecole,
on a plus souvent trouvé ce petit muscle du côté
droit que du côté gauche. *Albinus, Sabatier*,
ont trouvé ce petit muscle double, c'est-à-dire,
composé de deux portions : nous l'avons vu une
fois formé de trois faisceaux très-distincts dans
toute leur étendue.

Le sterno-costal.

Ce muscle, que l'on nomme encore le triangulaire du sternum, et plus communément au
pluriel, les sterno - costaux, parce que l'on
regarde comme autant de muscles distincts les

différens faisceaux dont il est composé, est situé à la face interne du thorax, et du sternum se porte obliquement par différens faisceaux aux cartilages de quelques côtes. Le nombre, les attaches, la disposition de ces faisceaux sont très-variables, non-seulement dans les différens individus, mais souvent encore il n'a pas la même disposition des deux côtés : ordinairement on trouve quatre faisceaux musculeux ; d'autres fois on en trouve cinq, ou seulement deux ou trois, et dans quelques sujets il manque entièrement ; enfin, comme le disoit expressément *Albinus*, ce muscle présente la plus grande variété. *Magna naturæ in triangulari inconstantia est.*

Le prélombo-sus-pubien.

Ce muscle, dont la portion charnue est courte, peu volumineuse, et le tendon fort long, est quelquefois formé à son premier point d'attache de deux portions distinctes, mais qui bientôt se réunissent en un seul corps ; cependant, dans un sujet robuste, nous avons vu, du côté droit seulement, ces deux petits corps musculeux, distincts dans toute leur étendue, produire chacun un petit tendon applati ; et après cinq centimètres de longueur, ces deux tendons se confondoient pour n'en former qu'un seul. D'autres fois on a trouvé, ainsi que l'indique *Winslow*, deux petits muscles distincts, non-seulement dans leur portion chacune, mais en-

M

core dans le trajet de leurs tendons ; plus souvent encore ce petit muscle manque, et il ne nous a pas paru qu'on le rencontrât plus souvent dans les femmes que dans les hommes, comme le pensoit *Winslow* ; enfin, quelquefois nous avons trouvé ce muscle du côté droit, et il manquoit à gauche.

Le dorso-sus-acromien.

Les attaches de ce muscle large et mince sont très-nombreuses ; mais les premières et principales sont toujours aux épines des vertèbres dorsales, et ordinairement elles s'étendent à toutes les vertèbres du dos ; quelquefois cependant elles sont bornées aux huit, neuf, dix ou onze premières vertèbres dorsales : c'est la seule variété dont les anatomistes les plus exacts aient fait mention au sujet de ce muscle ; mais dans le cadavre d'un homme robuste on a trouvé la portion occipitale de ce muscle tellement séparée et distincte par une lame membraneuse, qu'on auroit pu facilement la prendre pour un muscle particulier. Dans un autre sujet également robuste, on a trouvé un faisceau charnu cylindrique de la largeur de six millimètres, qui, de l'arcade occipitale où il étoit fixé, se terminoit à l'extrémité acromienne de la clavicule, en accompagnant dans tout son trajet le muscle dorso-sus-acromien, dont il étoit séparé par une couche cellulaire. Plusieurs fois aussi la portion occipitale et cervicale de ce muscle étoit si pâle, si mince, que si on n'y avoit apporté attention, on auroit pu croire qu'elle manquoit.

Le lombo-huméral.

Plusieurs fois on a trouvé ce muscle composé de deux portions; l'une lombaire, la plus large, la plus considérable, produisoit un tendon plat qui, comme à l'ordinaire, formoit le bord dorsal de l'aisselle, et se fixoit au bord inférieur de la gouttière humérale; l'autre portion, moins considérable, celle qui s'attache aux côtes asternales, étoit séparée de la première, et distincte, dans toute son étendue, par une lame membraneuse et une couche de tissu cellulaire. Parvenue près l'aisselle, elle s'écartoit de la première portion, s'approchoit du tendon du muscle sterno-huméral, en suivoit la direction, et formoit ensuite un tendon plat qui, de même que le sterno-huméral, se fixoit au bord supérieur de la gouttière humérale. D'autres fois on a vu le tendon formé par cette portion costale se réunir au tendon de la portion lombaire, et se fixer, comme à l'ordinaire, au bord inférieur de la gouttière humérale. *Albinus* indique cette variété. Dans quelques sujets, on a trouvé un faisceau charnu cylindrique de la largeur de deux centimètres, attaché à l'angle costal du scapulum, bien distinct du muscle scapulo-huméral, et qui, suivant la direction du muscle

M 2

lombo-huméral à l'aisselle, se terminoit à l'humérus par un tendon applati, immédiatement
à côté de l'insertion du lombo-huméral. *Cowper*
et *Albinus* indiquent cette variété.

Le dorso-trachélien.

Ce petit muscle qu'*Albinus* nomme le splé-
nius du col, est considéré et décrit par beaucoup d'anatomistes comme une portion du cervico-mastoïdien; cependant il a rarement quelques connexions avec lui; le plus souvent il en
est séparé par une ligne graisseuse très-marquée;
enfin, toujours il en est distinct par ses attaches premières, son insertion, la direction plus
oblique de ses fibres, et sur-tout par son action.

Quoi qu'il en soit, ce muscle forme ordinairement trois tendons qui se fixent à l'extrémité
des apophyses trachéliennes des trois premières
vertèbres du col. Quelquefois on en trouve
quatre, et même cinq; d'autres fois, seulement
deux, comme l'indique *Albinus*; enfin, généralement les tendons qui se fixent aux premières
vertèbres sont les plus gros.

Dans plusieurs sujets on voit ce petit muscle
fournir des faisceaux charnus qui se réunissent
et se confondent avec le trachélo-scapulaire ou
le trachélo-mastoïdien. Plusieurs fois on a rencontré une portion musculeuse, large de quinze
ou vingt millimètres, qui, commençant à l'apophyse épineuse de la deuxième et troisième ver-

tèbre dorsale par une aponévrose mince, intimement unie à celle du dorso-costal, se réunissoit à un des faisceaux du muscle trachéloscapulaire, ou se prolongeoit jusqu'à l'apophyse trachélienne de l'atloïde. *Walther* a décrit cette variété sous le titre de *musculus singularis accessorius splenii.*

L'atloïdo-occipital.

Ce petit muscle, que l'on nomme ordinairement *le petit droit postérieur de la tête*, manquoit également du côté droit et du côté gauche dans une femme. Les citoyens *Chevalié* et *Reydelet*, élèves de l'Ecole de santé, qui observoient ce fait, remarquèrent que dans ce sujet le muscle axoïdo-occipital étoit beaucoup plus volumineux qu'il n'a coutume de l'être.

Quelquefois on a trouvé le muscle axoïdo-occipital double, c'est-à-dire composé de deux portions distinctes. *Albinus* a vu cette disposition; mais il nous a paru que dans ces cas le muscle atloïdo-occipital étoit fort petit.

Le sacro-spinal.

Ce muscle, attaché à toute la face spinale du rachis, s'étend du sacrum à l'axoïde, en fournissant un grand nombre de faisceaux charnus et tendineux qui se fixent à l'angle dorsal des côtes, à toutes les vertèbres du dos, et à presque toutes celles du col. Les anatomistes l'ont divisé en un si grand nombre de muscles, et de tant de manières si différentes, que d'après leurs longues descriptions, leurs divisions et distinctions multipliées, il seroit impossible de comprendre la véritable disposition d'un muscle que la simple inspection sur le cadavre fait saisir si facilement ; aussi le judicieux *Gabriel Fallope* n'hésitoit-il pas à dire que l'assemblage de ces muscles lui paroissoit un amas confus, un chaos inextricable. Il n'y a de constant dans la disposition de ce long muscle que ses attaches au sacrum, sa position sur toute la face spinale du rachis, sa division en trois bandes ou portions charnues.

La première, la moins longue, la plus extérieure de ces portions, que nous nommons costo-trachélienne, fournit des tendons à toutes les côtes et aux apophyses trachéliennes des cinq vertèbres inférieures du col : la seconde, en suivant l'ordre de proximité, est plus longue ; elle s'étend jusqu'à l'axoïde, et fournit dans son trajet des tendons à toutes les apophyses transverses des vertèbres dorsales et aux apophyses trachéliennes des vertèbres du col. Nous la nommons dorso-trachélienne. La troisième branche ou division de ce muscle, immédiatement située sur la face latérale des apophyses épineuses des vertèbres, s'étend depuis les lombes et tout le long de la face cervicale du col jusqu'à l'axoïde. Elle est nommée lombo-cervicale.

Quant au nombre, à la disposition des fais-

ceaux charnus ou tendineux, à leurs différens
points d'attache, à leurs communications réci-
proques, ces bandes présentent la plus grande
variété. « Ces muscles, disoit *Winslow*, sont
» quelquefois si confondus par ces sortes de
» communications, qu'on a de la peine à les
» distinguer quand on n'est pas au fait », c'est-
à-dire, quand, à l'aide du scalpel, on ne sait
pas y former les coupes et les divisions con-
formes à la description des écrivains ; l'âge,
l'habitude, l'exercice apportent de grands changemens dans la disposition de ces muscles, dont
l'action est si grande dans toutes les positions
du corps. Le mode d'habillement altère beaucoup la texture primitive de ce muscle et la disposition naturelle de ses faisceaux. Dans les
femmes qui, pendant leur jeunesse, ont habi-
tuellement porté des corsets de baleine, qui,
par leur forme et leur roideur, tendent sans
cesse à comprimer les parties, à empêcher leur
action, ce muscle est pâle, mince, atrophié,
sans consistance, et ses faisceaux sont tellement
cohérens et confondus, que, comme l'observe
Portal, on a peine à le démontrer. L'exact
Winslow a grand soin de faire remarquer,
« qu'en général ces muscles sont plus aisés à
» développer dans les enfans que dans les adul-
» tes, et dans les adultes que dans les vieil-
» lards ». De semblables considérations enga-
geoient *Cowper* à avancer que ces muscles
présentent tant de différences, que sur dix

sujets on n'en trouvera pas trois semblables.
Toutes nos observations tendent à confirmer
les assertions de ces habiles anatomistes : presque toujours, le nombre, la texture, les attaches,
la direction des faisceaux de ces bandes musculeuses, nous ont présenté quelque variété plus
ou moins remarquable dans les différens sujets.
Souvent on a vu une ou deux côtes ne point
recevoir de tendons de la branche costo-trachélienne, tandis que la côte supérieure en rece-
voit deux ou trois qui s'y fixoient. Souvent on a
vu des faisceaux charnus, disposés obliquement,
se porter d'une branche à une autre, établir
entre elles une connexion intime ; mais nous ne
nous arrêterons pas à décrire minutieusement
toutes ces variétés, qui d'ailleurs n'apportent
aucun changement essentiel à l'action principale : il suffira d'ajouter que plusieurs fois on a
vu la portion dorso-trachélienne s'étendre jusqu'à l'occipital, comme *Morgagni* l'avoit déjà
observé ; que dans sa terminaison et ses attaches au col, elle fournit assez ordinairement
des faisceaux qui s'unissent plus ou moins intimement avec les muscles attachés aux apophyses trachéliennes : ainsi quelquefois on la
trouve étroitement unie au muscle trachélo-mastoïdien ; d'autres fois elle fournit des trousseaux
plus ou moins volumineux qui se confondent
avec le dorso-trachélien, le trachélo-occipital,
et quelquefois même avec le trachélo-scapulaire.

Les muscles de la région sous-pelvienne.

Le détroit périnéal du bassin est fermé par le concours de plusieurs muscles attachés sur le bord de cette ouverture, et qui, par leur disposition, forment deux plans ou couches distinctes, au milieu desquelles se trouvent placés l'anus et les parties génitales.

La première de ces couches, située sous la peau, ou recouverte uniquement par le tissu cellulaire sous-cutané, est formée par le concours de trois muscles ; savoir : le coccigio-anal ou sphincter cutané de l'anus, l'ischio périnéal, ou le transverse du périné, et le périnéo-uréthral, ou le muscle accélérateur. Dans les sujets robustes, on voit que ces trois muscles, quoique distincts par leurs attaches premières, la direction de leurs fibres, sont réunis par différens faisceaux qui s'épanouissent, s'étendent d'une partie à l'autre, s'entre-croisent à la ligne médiane du périné, et forment ainsi un plan musculeux et continu. Souvent aussi on trouve au-dessus de la tubérosité de l'ischium des faisceaux musculeux qui, de la branche sous-pubienne, se portent transversalement à la ligne médiane du périné, ou qui, dans les femmes, se perdent et s'épanouissent sur les parties latérales de la vulve. *Albinus* et quelques autres anatomistes ont particulièrement décrit ces faisceaux sous le nom de *transversus alter perinœi*.

N

La seconde couche musculeuse est séparée de la première par un tissu cellulaire mou, graisseux, et par le trajet de quelques artères ; elle en est encore distincte par ses attaches plus profondes sur le bord interne du détroit périnéal du bassin, par la direction de ses fibres, qui, de la face interne du pubis, de la branche sous-pubienne et de l'ischium, se portent obliquement en dedans, embrassent dans leurs trajets la prostate, le col de la vessie, l'extrémité du rectum, et se terminent au coccix.

On partage ordinairement cette seconde couche en deux portions, que l'on considère comme deux muscles, quoique cependant, comme l'observe judicieusement *Lieutaud*, les fibres ne forment qu'un même plan continu, qu'elles aient toutes la même direction, qu'elles concourent toutes à la même action : la première, la plus considérable des portions musculeuses de cette couche, est le pubio-coccigien, ou vulgairement le releveur de l'anus. Ce muscle, composé d'un grand nombre de faisceaux parallèles et continus, s'étend depuis la connexion du pubis, depuis la face interne de la branche sous-pubienne au coccix. Dans quelques sujets, on voit des faisceaux de cette portion se détacher, se porter d'une manière plus distincte sur la prostate, s'y épanouir, et même se prolonger jusques sur les côtés de la vessie. *Albinus* a fait mention de ces prolongemens. *Sandifort* les a décrits sous le nom de *musculus vesicæ*. D'autres les ont nommés les muscles prostatiques, le compresseur de la prostate.

La seconde portion de cette couche musculeuse, qui ne diffère de la première que par son attache à l'épine de l'ischium, est l'ischio-coccigien; elle se porte principalement au coccix et sur les bords du sacrum : mais dans quelques sujets on a vu des faisceaux s'en détacher, s'épanouir sur les côtés, et se réunir avec le muscle coccigio-anal.

On doit ajouter à cette seconde couche sous-pelvienne un petit muscle mince, oblong que l'on rencontre dans quelques sujets. Il est situé à la face concave du sacrum; il est attaché à cet os près l'insertion du ligament sacro-coccigien : on l'a vu quelquefois à son attache première composé de deux faisceaux séparés par du tissu cellulaire, et de-là il se prolonge au coccix, et s'y termine par une lame aponévrotique. *Winslow* a décrit ce petit muscle comme constant, sous le nom de sacro-coccigien, ou coccigien postérieur. *Albinus* ne l'a trouvé que trois fois, et il l'a désigné sous le nom de *curvator coccigis.*

L'ischio-sous-pénien, que l'on nomme vulgairement le muscle érecteur, est placé entre les deux couches musculeuses qui ferment le détroit périnéal du bassin. Il en est distinct par ses attaches à la face interne de la tubérosité de l'ischium, par la direction de ses fibres le long de la branche sous-pubienne, par sa ter-

minaison sur la racine du corps caverneux du
pénis. Ce muscle présente rarement quelque
variété ; seulement on l'a vu quelquefois, comme
l'a indiqué *Albinus*, formé de deux faisceaux
distincts à son origine de la tubérosité de l'ischium.

Le sous-acromio-huméral.

Ce muscle, que l'on nomme ordinairement
le deltoïde , est toujours composé de 18 ou 20
portions distinctes par leur forme , leur direction , et qui toutes aboutissent à un tendon commun. Quoique ces différentes portions soient
unies par un tissu membraneux et cellulaire ,
assez dense , on peut cependant les séparer facilement par la dissection et la macération ; mais
dans trois sujets on a trouvé ce muscle naturel-
lement partagé, dans ses attaches premières, en
trois portions par des lignes graisseuses très-
marquées par leur largeur et leur étendue , de
telle sorte que l'on pouvoit très-facilement diviser
ce muscle en trois parties. Dans un autre sujet ,
on a vu un faisceau surnuméraire , large de
quinze millimètres , s'élever obliquement du
bord dorsal du scapulum près l'angle costal de
cet os , prendre la direction du bord inférieur
de ce muscle, et se terminer comme lui à l'humérus.

Albinus rapporte un cas analogue : seulement le faisceau accessoire , au lieu de venir de
la base du scapulum, s'élevoit du bord antérieur

ou costal de cet os, entre le grand et le plus petit sus-scapulo-trochitérien.

Enfin, on a vu dans plusieurs sujets des faisceaux charnus de ce muscle se prolonger et se réunir avec l'huméro-cubital.

Le scapulo-radial.

Ce muscle, que quelques-uns ont nommé *piscis*, *pisciculus*, que l'on appelle vulgairement le *biceps du bras*, parce qu'il est composé de deux *têtes* ou portions attachées au scapulum, a plusieurs fois été trouvé composé de trois portions distinctes. La portion extraordinaire, qui quelquefois étoit aussi volumineuse qu'une des deux autres, étoit attachée à l'humérus immédiatement un peu au-dessous du coraco-huméral; elle se réunissoit ensuite avec les deux autres portions qui proviennent du scapulum, pour former un seul corps charnu qui se terminoit, comme à l'ordinaire, par un tendon au radius.

Douglas, *Petsche* rapportent des cas semblables. *J. Riolan* dit aussi avoir vu ce muscle composé de trois portions; mais, ajoute-t-il, la portion surnuméraire étoit entièrement distincte du muscle dans son origine et dans sa terminaison; elle prenoit naissance du tendon du muscle sterno-huméral.

Dans deux sujets on a trouvé le scapulo-radial composé de quatre portions: les deux portions

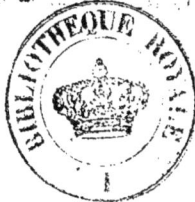

surnuméraires étoient attachées à l'humérus,
l'une à droite, et l'autre à gauche ; et cette
conformation ne se trouvoit que sur le bras droit,
qui avoit un volume plus considérable que le
gauche.

Le coraco-huméral.

Ce petit muscle, qui toujours a des connexions
avec la branche coracoïdienne du scapulo-radial, fournit souvent, comme l'a vu *Albinus*,
un prolongement tendineux qui se confond avec
la portion humérale du scapulo - olécranien.
D'autres fois, ce prolongement se porte davantage sur la face palmaire de l'humérus, et se
confond avec l'huméro-cubital ; enfin, quelquefois on le trouve composé de deux portions distinctes, qui laissent entre elles un intervalle dans
lequel passe un nerf.

L'huméro-cubital.

On a trouvé plusieurs fois le corps charnu de
ce muscle partagé en deux portions par une
ligne graisseuse très-marquée qui s'étendoit sur
le corps de l'humérus et jusques près l'articulation de l'avant-bras. Dans un sujet robuste, on
a trouvé sur le bord interne du bras droit une
portion assez considérable qui se détachoit de
ce muscle et se réunissoit intimement avec le
scapulo-radial. *Albinus* a vu une disposition
semblable ; mais la portion musculeuse qui pro-

venoit de l'huméro-cubital, au lieu de se réunir avec le scapulo-radial, accompagnoit ce muscle dans son trajet, et se terminoit séparément au radius, près l'endroit de l'insertion du tendon du scapulo-radial. *Portal* a trouvé plusieurs fois sous l'huméro-cubital un trousseau musculeux distinct par la direction de ses fibres, qui se répandoient sur la face antérieure de la capsule articulaire de l'avant-bras.

L'épitrochlo-palmaire.

Ce muscle grêle manquoit dans beaucoup de sujets, comme l'ont observé *Rhodius*, *Morgagni*, *Weitbrecht*, et presque tous les anatomistes ; mais quelquefois on en a trouvé deux bien distincts, sur-tout par leurs terminaisons : l'un se fixoit par un tendon arrondi à l'os du carpe que soutient le pouce, et au ligament carpien ; l'autre s'épanouissoit dans la paume de la main, et concouroit à former l'aponévrose palmaire. *Douglas* cite un cas semblable.

Le plus ordinairement, le corps charnu de ce muscle est très-court ; mais *Albinus* et *Lieutaud* ont vu ce muscle entièrement charnu jusqu'au ligament annulaire du carpe. Dans un sujet, nous avons trouvé la portion charnue partagée en deux parties par un tendon intermédiaire.

L'épitrochlo-phalanginien commun.

Ce muscle, que l'on nomme ordinairement le

perforé ou le fléchisseur sublime des doigts, se partage toujours au-dessous de son attache à l'épitrochlée en quatre branches ou portions charnues, terminées chacune par un tendon qui se bifurque, se partage en deux bandelettes, en se fixant à la phalangine des quatre derniers doigts ; mais quelquefois, ainsi que l'ont observé *Lieutaud* et *Portal*, le tendon qui se porte au petit doigt n'est point fendu comme les trois autres : plus souvent, comme l'a remarqué *Hunauld*, on trouve des faisceaux charnus qui, d'une des branches de ce muscle, se portent obliquement à l'autre, et établissent ainsi entre elles une communication d'action : d'autres fois, comme l'indique *Albinus*, il se détache de ce muscle des trousseaux charnus qui se terminent par un tendon et se réunissent aux faisceaux du cubito-phalangettien commun. Deux fois nous avons vu chacune des branches charnues de ce muscle partagées dans leur longueur en deux portions par un tendon intermédiaire. *Decourcelles* a vu un petit corps musculeux qui naissoit de l'épitrochlée, étoit couché le long du bord cubital de ce muscle, en suivoit la direction, et se terminoit par un tendon distinct à la base de la phalange du petit doigt.

Les palmi-phalangiens.

Ces petits muscles que *Paré* comparoit à des lamproyons, d'autres à des vers lombrics, sont ordinairement au nombre de quatre à chaque main, et attachés aux tendons du cubito-phalangettien; mais quelquefois on en trouve cinq, comme *Walther*, *Heister*, *Petsche* en rapportent des exemples : d'autres fois, comme l'a vu *Albinus*, un de ces petits muscles se partage en deux portions, qui se terminent chacune par un tendon; dans ce cas, le doigt du milieu reçoit ordinairement deux tendons ; quelquefois, au contraire, on ne trouve que trois muscles palmiphalangiens. *Hunauld*, *Albinus* en citent des exemples; et dans ce cas, c'est ordinairement le muscle du petit doigt qui manque. *Rhodius* dit même que dans un sujet on n'a trouvé que deux de ces muscles.

L'huméro et l'épicondilo-sus-métacarpien.

Quoique toujours distincts dans leur origine, leur trajet et leur insertion, ces deux muscles ont long-temps été considérés comme un seul, sans doute parce qu'ils sont apposés l'un sur l'autre, parce que leurs fibres ont la même direction. Les anatomistes modernes ont distingué ces muscles sous les noms de premier ou long, et second ou court radial externe.

Dans un sujet robuste on a trouvé ces muscles doubles et distincts dans toute leur étendue ; les quatre tendons se fixoient, les uns près les autres, à la base des os du métacarpe qui soutiennent le doigt indicateur et celui du milieu.

O

Dans un autre sujet, on a vu seulement l'épicondilo-sus-métacarpien se partager en deux
tendons. *Albinus* a vu cette disposition.

Le citoyen *Dufay* a trouvé dans ses dissections un corps musculeux très-distinct qui accompagnoit l'épicondylo-sus-métacarpien, mais
qui, au lieu de se prolonger au métacarpe, se
terminoit par un tendon au radius, près l'extrémité carpienne.

L'épicondylo-sus-phalangettien commun,

Que par rapport à son usage, on nomme encore l'extenseur commun des doigts, fournit
ordinairement un tendon à chacun des quatre
derniers doigts; mais le nombre, la disposition
de ces tendons, dont l'action est si fréquente,
présente plusieurs variétés. Quelquefois le petit
doigt ne reçoit point de tendons de ce muscle;
d'autres fois il en reçoit deux distincts. *Wilde*
a vu dans un sujet ce muscle fournir neuf tendons pour les doigts : le plus ordinairement on
voit à la face sus-palmaire de la main les tendons réunis par des bandelettes aponévrotiques
qui s'étendent obliquement de l'un à l'autre.

Plusieurs fois on a trouvé un muscle surnuméraire attaché au radius, partie moyenne,
ou près l'extrémité carpienne, qui se divisoit
en deux portions, et formoit deux tendons accessoires, dont l'un se portoit au doigt indicateur, et l'autre au doigt du milieu; quelquefois

même les deux tendons se fixoient au doigt du milieu. Cette disposition a été observée plus fréquemment à la main droite qu'à la gauche.

Lafaye, *Albinus*, *Petsche* rapportent de semblables observations. *Sandifort* a décrit ce muscle surnuméraire sous le nom d'*extensor proprius digiti medii*.

Le sacro-trochantérien.

Il a plusieurs fois été trouvé composé de deux, trois et même quatre portions séparées par des couches de tissu cellulaire, se réunissant seulement pour former le tendon qui s'attache à la fossette du trochanter. On a aussi vu, comme *Winslow* l'a observé, la portion charnue de ce muscle divisée en deux portions par le trajet du nerf sciatique.

Le sous-pubio-trochantérien interne.

Ce muscle, que l'on nomme communément l'obturateur interne, est souvent partagé en deux portions distinctes, tant par le passage du nerf et de l'artère sous-pubio-fémorale, que par une ligne graisseuse qui quelquefois s'étend jusqu'à l'endroit où ces deux portions se rapprochent, se contournent sur la trochlée de l'ischium, pour former le tendon qui se porte à la fossette du trochanter.

Dans un sujet on n'a point trouvé ces deux

petites portions accessoires attachées sur les bords de la trochlée de l'ischium ; qui accompagnent et forment, par leur concours, une capsule charnue au tendon de ce muscle. Dans un autre sujet, la portion que l'on nomme vulgairement le jumeau supérieur, manquoit.

L'iliaco-trochantinien.

On a plusieurs fois trouvé au côté externe de l'extrémité inférieure de ce muscle un petit muscle particulier attaché immédiatement au-dessous de l'épine antérieure et inférieure de l'ilium ; et suivant le bord de l'iliaco-trochantinien, dont il étoit séparé par une lame cellulaire, il se terminoit au-dessous du trochantin. *Winslow*, *Albinus* ont décrit de semblables dispositions. *Bergen* rapporte avoir vu également une portion distincte, mais qui, au lieu de se prolonger jusqu'au trochantin, se terminoit au ligament orbiculaire de l'articulation de la cuisse. *Portal* a trouvé le tendon de ce muscle distinct et séparé de celui du prélombo-trochantinien ; il l'a vu encore fendu en deux portions presque égales, dont l'une étoit supérieure à l'autre.

Le trifémoro-rotulien.

Ce muscle, que les uns regardent comme un triceps, que d'autres considèrent comme trois muscles particuliers, est toujours composé de

trois ordres de fibres distinguées par leur direction, mais intimement réunies en un seul corps
musculeux, et concourant à la même action.

Souvent on trouve sous la portion moyenne
de ce muscle, et près l'articulation du genou,
un large et mince faisceau musculeux, séparé du
muscle qui le recouvre par une lame de tissu
cellulaire, distinct par sa forme, la direction de
ses fibres, sa terminaison à la capsule articulaire du genou. Ce muscle, qui pourroit, avec
raison, être regardé comme une couche plus
distincte de la portion moyenne des fibres du
trifémoro-rotulien, commence au-dessous de la
partie moyenne du fémur, et se termine en épanouissant ses fibres sur la capsule articulaire
de la rotule. Quelquefois cette lame musculeuse
est partagée en deux faisceaux qui se portent
un peu obliquement sur les parties latérales de
la capsule articulaire. *Albinus, Huber, Sandifort* ont décrit ce muscle sous le nom de *subcru-
rœus*; mais il ne se rencontre pas toujours, et
alors on voit les fibres musculeuses de la portion
moyenne du trifémoro-rotulien se prolonger sur
la capsule articulaire.

Le petit péronéo-sus-métatarsien.

Dans plusieurs sujets on a vu ce muscle fournir deux tendons; l'un, comme à l'ordinaire,
avoit son attache au bord péronier du cinquième
os du métatarse; l'autre, grêle et mince, se ter-

minoit au bord péronier du quatrième os du métatarse.

Ces variétés musculaires, dont nous aurions
pu facilement multiplier les exemples, sont très-
fréquentes dans l'homme, et nous paroissent en
général beaucoup plus rares dans les autres es-
pèces d'animaux. Cette différence seroit-elle un
effet éloigné de la civilisation, du mode d'édu-
cation première, du genre habituel d'affections,
d'exercice? C'est ce que l'on pourroit présu-
mer, quand on voit que les muscles dont l'action est le plus souvent répétée, sont ceux qui
présentent le plus grand nombre de variétés :
aussi, comme l'observoit *Winslow*, le sacro-
spinal n'a pas la même texture dans tous les
âges ; et comme le remarquoit si bien *Cowper*,
ce muscle qui soutient et lie toutes les vertèbres,
ce muscle dont l'action est presque continuelle
dans toutes les attitudes, soit pour la station,
la marche, soit pour le mouvement des membres, présente tant de différences, que sur dix
sujets on n'en trouve pas trois semblables; tandis
que sur un même nombre d'animaux quadrupèdes, examinés principalement pour cet objet,
ce muscle ne nous a présenté aucune différence
bien notable. Ce genre de comparaison, s'il
étoit suivi avec soin, pourroit fournir quelques
résultats intéressans. Il seroit important, sur-
tout, de déterminer quelles variétés sont les

plus fréquentes dans un nombre déterminé de
sujets, quelles sont celles qui se rapprochent
davantage de la disposition propre à quelque
espèce de quadrupèdes (tels sont , par exemple , ces prolongemens du sterno-pubien à la
clavicule) : enfin , il seroit important de rechercher le rapport, d'examiner les effets de ces variétés ; car ces muscles insolites , ces faisceaux
surnuméraires, plus développés ou isolés de la
masse principale par du tissu cellulaire , ont
leurs vaisseaux, leurs nerfs particuliers , ils sont
susceptibles de contraction ; et comme l'observoit fort bien *Josias Weitbrecht*, si un fil est
attaché à un corps mobile , à des points et dans
des directions différentes, sa traction doit nécessairement déterminer des mouvemens composés , des inflexions diverses. Il n'y a donc pas
de doute que dans le corps humain ces portions
accessoires, ces muscles surnuméraires , puis-
sent déterminer un genre de mouvement qui
n'auroit pas eu lieu, si ces organes n'eussent
pas existé. Nous considérons avec attention les
mains , les pieds d'un homme qui naît avec six
doigts , parce que les avantages ou les incon-
véniens de cette disposition nous frappent d'a-
bord , et nous négligeons les variétés des organes moteurs : *Ista autem despicimus , quia
ignoramus*. Nous invitons donc ceux qui s'oc-
cupent de l'anatomie , et particulièrement les
Élèves de l'Ecole de santé , qui ont de si fréquentes occasions de considérer la structure de

l'homme, à ne pas se borner à une curiosité stérile, à recueillir ces variétés, à en bien examiner les rapports, les effets; nous profiterons de leurs observations pour revenir un jour sur cet objet dans un traité particulier.

F I N.

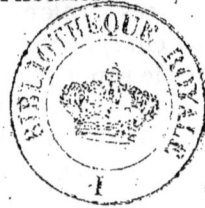

PAGE 5, *ligne* 13, membres thorachiques; *lisez* membres thoraciques.

Page 101, *ligne* 15, immédiatement un peu au-dessous; *lisez* immédiatement, ou peu au-dessous.

TABLEAU

TABLEAU SYNOPTIQUE DES MUSCLES DE L'HOMME.

ORDRE Ier. MUSCLES DU TRONC.

§. I. MUSCLES DE LA TÊTE.

Art. I. Muscles de la face, (vingt-sept).

L'occipito-frontal (*).
Le fronto-nasal.
Le naso-sourcilier.
Le naso-palpébral.
L'orbito-palpébral.
Le grand zigomato-labial.
Le petit zigomato-labial.
Le grand sus-maxillo-labial.
Le moyen sus-maxillo-labial.
Le petit sus-maxillo-labial.
Le sus-maxillo-nasal.
Le mento-labial (*).
Le maxillo-labial.
Le bucco-labial.
Le labial (*).

Art. II. Muscles des yeux, (six à chacun).

Le droit supérieur.
Le droit inférieur.
Le droit interne.
Le droit externe.
Le grand oblique.
Le petit oblique.
} Dénominations prises seulement de la situation.

Art. III. Muscles des oreilles.

(A) Muscles extrinsèques de l'oricule, (trois à chacune).

Le mastoïdo-oriculaire.
Le temporo-oriculaire.
Le zigomato-oriculaire.

(B) Muscles intrinsèques de l'oricule, (cinq à chacune).

Le grand hélicien.
Le petit hélicien.
Le tragien.
L'anti-tragien.
Le transverse de l'oricule.
} Dénominations prises de la situation.

(C) Muscles des osselets de l'oreille, (quatre).

Le muscle de l'étrier.
Le muscle interne du marteau.
Le muscle ext. sup. du mart.
Le muscle antérieur du mart.
} Dénominations prises de la situation.

Art. IV. Muscles autour de l'articulation maxillaire.

Le temporo-maxillaire.
Le zigomato-maxillaire.
Le grand ptérigo-maxillaire.
Le petit ptérigo-maxillaire.

Art. V. Muscles de la langue, glossa, (quatre de chaque côté).

Le stylo-glosse.
Le génio-glosse.
L'hyo-glosse.
Le lingual.

Art. VI. Muscles de la luette, staphyla, (quatre de chaque côté).

Le glosso-staphylin.
Le pétro-staphylin.
Le ptérigo-staphylin.
Le palato-staphylin.

Art. VII. Muscles du pharinx, (un de chaque côté).

Le stylo-pharyngien.

Art. VIII. Muscles propres du larinx, (neuf en tout).

Le crico-thyroïdien.
Le crico-arytenoïdien postérieur.
Le crico-arytenoïdien latéral.
Le thyro-arytenoïdien.
L'arytenoïdien (*).

§. II. MUSCLES DU COL, FACE TRACHÉLIENNE.

Quelques-uns des muscles situés sur cette région, ont déjà été indiqués dans les articles précédens.

Le thoraco-facial.
Le sterno-mastoïdien.
Le scapulo-hyoïdien.
Le sterno-hyoïdien.
Le sterno-thyroïdien.
L'hyo-thyroïdien.
Le mastoïdo-génien.
Le mylo-hyoïdien (*).
Le génio-hyoïdien.
Le stylo-hyoïdien.

§. III. MUSCLES SUR LA FACE STERNO-COSTALE DU THORAX, (quatre de chaque côté).

Le sterno-huméral.
Le costo-claviculaire.
Le costo-coracoïdien.
Le costo-scapulaire.

§. IV. MUSCLES DES PAROIS ABDOMINAUX, (cinq de chaque côté).

Le costo-abdominal.
L'ilio-abdominal.
Le lombo-abdominal.
Le sterno-pubien.
Le pubio-sous-ombilical.

§. V. MUSCLES DE LA FACE SPINALE DU TRONC.

Art. I. Muscles qui s'insèrent au scapulum, à l'humérus, ou aux côtes, (six de chaque côté).

Le dorso-sus-acromien.
Le trachélo-scapulaire.
Le dorso-scapulaire.
Le dorso-costal.
Le lombo-huméral.
Le lombo-costal.

Art. II. Muscles qui s'insèrent à l'occipital, à l'apophyse mastoïde, à l'atloïde, ou aux apophyses trachéliennes, (huit de chaque côté).

Le cervico-mastoïdien.
Le dorso-trachélien.
Le trachélo-occipital.
Le trachélo-mastoïdien.
L'atloïdo-sous-mastoïdien.
L'atloïdo-occipital.
L'axoïdo-occipital.
L'axoïdo-atloïdien.

Art. III. Muscles sur la face spinale du rachis, (trois de chaque côté).

Le sacro-spinal.
Les inter-cervicaux (6?).
Les inter-trachéliens (12?).

§. VI. MUSCLES QUI FORMENT LES PAROIS DU THORAX, (quatre en comptant collectivement).

Le diaphragme (*).
Les intercostaux externes.
Les intercostaux internes.
} (22?).
Les sterno-costaux (4?).

§. VII. MUSCLES SUR LA FACE PRÉSPINALE DU RACHIS, (sept de chaque côté).

Le grand trachélo-sous-occipital.
Le petit trachélo-sous-occipital.
L'atloïdo-sous-occipital.
Le prédorso-atloïdien.
Le costo-trachélien.
Le prélombo-sus-pubien.
L'ilio-costal.

§. VIII. MUSCLES A LA RÉGION SOUS-PELVIENNE, (onze en tout).

Le sous-pubio-coccigien.
L'ischio-coccigien.
L'ischio-périnéal.
Le coccigio-anal.
L'ischio-sous-pénien.
Le périnéo-uréthral (*).

Dans la femme, ces deux derniers muscles sont désignés sous les noms suivans :

L'ischio-sous-clitorien.
Le périnéo-clitorien.

Nota. Les muscles marqués d'une (*) sont impairs ; et en a compté collectivement pour un muscle les différentes places dont le chiffre est marqué d'un astérisque †

ORDRE IIe. MUSCLES DES MEMBRES.

(A) ABDOMINAUX.

§. I. MUSCLES ATTACHÉS AU POURTOUR DU BASSIN, QUI SE TERMINENT AU CORPS DU FÉMUR OU A SES APOPHYSES, (quinze de chaque côté).

L'ilio-aponévrotique du fémur.
Le sacro-fémoral.
Le grand ilio-trochantérien.
Le petit ilio-trochantérien.
Le sacro-trochantérien.
Le sous-pubio-trochantérien interne.
L'ischio-trochantérien.
L'ischio-sous-trochantérien.
Le sous-pubio-trochantérien externe.
L'iliaco-trochantinien.
Le prélombo-trochantinien.
Le sus-pubio-fémoral.
Le pubio-fémoral.
Le sous-pubio-fémoral.
L'ischio-fémoral.

§. II. MUSCLES ATTACHÉS AU BASSIN, SITUÉS SUR LA CUISSE, ET QUI S'INSÈRENT A LA JAMBE.

Art. I. Sur la face rotulienne, (quatre).

L'ilio-prétibial.
L'ilio-rotulien.
Le trifémoro-rotulien.
Le sous-pubio-prétibial.

Art. II. A la face poplitée, (trois).

L'ischio-prétibial.
L'ischio-popliti-tibial.
L'ischio-fémoro-péronier.

§. III. MUSCLES SUR LA JAMBE.

Art. I. A la face prétibiale, (six).

Le tibio-sus-tarsien.
Le péronéo-sus-phalangettien du pouce.
Le péronéo-sus-phalangettien commun.
Le péronéo-sous-tarsien.
Le petit péronéo-sus-métatarsien.
Le grand péronéo-sus-métatarsien.

Art. II. A la face poplitée, (sept).

Le bifémoro-calcanien.
Le tibio-calcanien.
Le petit fémoro-calcanien.
Le fémoro-popliti-tibial.
Le tibio-sous-tarsien.
Le tibio-sous-phalangettien commun.
Le péronéo-sous-phalangettien du pouce.

§. IV. MUSCLES SITUÉS AU PIED.

Art. I. Face plantaire, (huit).

Le calcanéo-sus-phalangien commun.
Les planti-sous-phalangiens (4?).
Le calcanéo-sous-phalangien du pouce.
Le métatarso-sous-phalangien du pouce.
Le métatarso-sous-phalangien transversal du pouce.
Le métatarso-sous-phalangien du petit orteil.
Les métatarso-phalangiens latéraux (3?).

Art. II. A la face sus-plantaire, (deux).

Le calcanéo-sus-phalangien commun.
Les métatarso-phalangiens latéraux (4?).

(B) THORACIQUES.

§. V. MUSCLES ATTACHÉS AU POURTOUR DU SCAPULUM, QUI S'INSÈRENT AU CORPS DE L'HUMÉRUS OU A SES APOPHYSES, (sept seulement de chaque côté).

Le sous-acromio-huméral.

Le petit sus-scapulo-trochitérien.

Le grand sus-scapulo-trochitérien.

Le plus petit sus-scapulo-trochitérien.

Le sous-scapulo-trochinien.

Le scapulo-huméral.
Le coraco-huméral.

§. VI. MUSCLES ATTACHÉS AU SCAPULUM, SITUÉS SUR LE BRAS, ET QUI S'INSÈRENT A L'AVANT-BRAS.

Art. I. Sur la face olécranienne, (un seulement).

Le scapulo-huméro-olécranien.

Art. II. Sur la face palmaire, (deux seulement).

Le scapulo-radial.
L'huméro-cubital.

§. VII. MUSCLES SUR L'AVANT-BRAS.

Art. I. A la face sus-palmaire, (douze).

L'huméro-sous-radial.
L'huméro-sus-métacarpien.
L'épicondilo-sus-métacarpien.
L'épicondilo-sus-phalangettien commun.
L'épicondilo-sus-phalangettien du petit doigt.
L'épicondilo-cubital.
L'épicondilo-radial.
Le cubito-sus-métacarpien.
Le cubito-sus-métacarpien du pouce.
Le cubito-sus-phalangien du pouce.
Le cubito-sus-phalangien du pouce.
Le cubito-sus-phalangien du petit doigt.

Art. II. Face palmaire, (huit).

L'épitrochlo-radial.
L'épitrochlo-métacarpien.
L'épitrochlo-palmaire.
L'épitrochlo-phalanginien commun.
Le radio-phalangettien du pouce.
Le cubito-phalangettien commun.
Le cubito-carpien.
Le cubito-radial.

§. VIII. MUSCLES SITUÉS A LA MAIN.

Art. I. Face palmaire, (neuf).

Le palmaire cutané.
Les palmi-phalangiens (4?).
Le carpo-sus-phalangien du pouce.
Le carpo-métacarpien du pouce.
Le carpo-phalangien du pouce.
Le métacarpo-phalangien du pouce.
Le carpo-phalangien du petit doigt.
Le carpo-métacarpien du petit doigt.
Les métacarpo-phalangiens latéraux (3?).

Art. II. A la face sus-palmaire, (un).

Les métacarpo-phalangiens latéraux (4?).